父母锦囊
教你养个壮小孩

苑嗣文　主编

中华中医药学会"全国中医药科学普及金话筒奖"得主

北方联合出版传媒（集团）股份有限公司

辽宁科学技术出版社

编委会

主　编：苑嗣文

副主编：郑文霞　苑正晗　张璟玉

图书在版编目（CIP）数据

父母锦囊：教你养个壮小孩 / 苑嗣文主编. -- 沈阳：辽宁科学技术出版社，2025. 1（2025.8重印）. -- ISBN 978-7-5591-4008-1

Ⅰ. R272

中国国家版本馆CIP数据核字第2024LZ3583号

出版发行：辽宁科学技术出版社
　　　　　（地址：沈阳市和平区十一纬路25号　邮编：110003）
印　刷　者：深圳市福圣印刷有限公司
经　销　者：各地新华书店
幅面尺寸：170mm×240mm
印　　张：14.75
字　　数：250千字
出版时间：2025年7月第1版
印刷时间：2025年8月第2次印刷
责任编辑：胡嘉思　凌　敏　张昊雪　张　珩
封面设计：周　洁
插画设计：沈子微
版式设计：墨　韵
责任校对：鄢　格

书　　号：ISBN 978-7-5591-4008-1
定　　价：49.80元

投稿热线：024-23284365
邮购热线：024-23284502
http://www.lnkj.com.cn

特别声明：本书所介绍方剂需在专业医师指导下使用，用量须由专业医师根据病情而定。

序一

　　一本《父母锦囊 教你养个壮小孩》，从头读完了。苑博士在我心目中的地位，已远远超过了副总编的位次，是我省中医科普大家的翘楚；是中西医结合默契的，以中医理论为主的儿科专家；是以临床实践为主攻方向的，新时代能促进中医儿妇科发展的，知民心、晓民苦的，中医界眼界开阔、理论娴熟、经验丰富的杂家。怪不得"满头青丝已蜕变，隔月相见霜满头"！

　　你作为曾拜过师的弟子，又处在领导岗位上，工作忙，开会多，总不是一把手"一切都能说了算"，会议不参加不行，分管的业务不抓不行，四处的会议不到也不行，《明中医之路》的文章缓交，为师者应当同情，不再指责了。缓交情可原谅，不交师情难容！时不可失，失不再来，这是八十三岁老人再次给您敲警钟。我希望能在《明中医之路》上见到副总编的面孔。让您的文章去敲开其他为中医药事业发展日日夜夜为他人做嫁衣的总编和责任编辑的心扉！

　　本序旨在说明《明中医之路》《名老中医之路》囊括了一切对中医中药寄予深情厚谊的人们和不忘初衷地在为中医事业做出贡献的人们！

张奇文

2018年8月10日凌晨4：40

序二

　　苑嗣文博士的新书《父母锦囊 教你养个壮小孩》（原天地出版社出版版本）面世的消息，是从网络上看到的，报道的是他签名售书活动那天的盛况。没几天，就接到了他的这本书。作为编辑，他编了不少有影响的书，我的"书评三部曲"第一部《书之悟》的第一篇《铁肩担道义，辣手著文章》，就是为他担任编辑的《干祖望医书三种》而写的，算来已是十几年前的事。如今又要为他自己的书写评，可见机缘不浅。

　　嗣文博士的这本书，是为孩子的父母写的，主题说的是孩子们的事，用他的话说是"献给深爱孩子的父母，献给被父母深爱的孩子们"的。这话说起来有点拗口，想想还真是这么回事。作为人类的一种本能传承，孩子是这个链条上最为耀眼的一颗明珠；换句话说，孩子们的事无小事。这里，就用"谈小论大"的三个标题简要说说我对这本书的看法。

一、小儿事都是大事情

　　"健康一个宝宝，幸福一个家庭，强壮一个民族。"的确如是，孩子是祖国的未来、民族的希望，孩子的问题不仅是父母和家庭的私事，而且是全社会的公事、大事。老龄化的逼近，既是对未来国家应对能力的考验，也是对未来孩子们的一个考验。鸦有反哺之情，羊有跪乳之义。作为以反哺为主题型养老方式的中国，今后相当长时期内，养老的问题依然是要以靠家庭、靠子女为主的。老人的数量多了，孩子们养老的担子势必要加重。放眼未来，现在孩子养不好，一方面会影响到未来人口的素质，一方面要影响到未来养老的质量。"养儿防老"，现在养好孩子，就是为了未来养好自己。这话虽然说得有点直白，且道理不一定全面，但并非全无道理。

如何养好孩子？《父母锦囊　教你养个壮小孩》一书是用"为父母者，不知医不为慈；为子女者，不知医不为孝"的话来诠释的。在这里，父母与子女间的关系，是和生命、生存、生活休戚相关的医捆绑在一起的。就父母而言，除加强对孩子的教育外，关心孩子的健康是头等大事。不少父母，一见孩子生病就手足无措。究其因，与其对小儿生理、病理特点缺乏必要的了解，对育儿知识掌握不够是有密切关联的。他们迫切需要医生送来相关的关怀和工具，给予相应的指导和帮助。面授机宜之外，书籍就是一种比较贴心的媒介了。嗣文博士抓住了这一时机，通过自己的口、自己的笔，帮助父母们破解这一难题，因此而受到他们的欢迎和拥戴。

一位读者在信中写道："以前最担心的就是孩子生病，不知该如何注意、如何预防。读了苑博士的书，学会了经常观察孩子的大便、眼屎、舌质、口气，及时为其清火、消食，再也不用莫名其妙地担忧了。"一位网友在网络上留言说："之前孩子闹毛病，愁死一家人。其实每次无非嗓子痒、肚子痛等，就是不知道该怎么办啊！苑博士的这本书，告诉我们很多儿童常见病的防治知识，只要家长细心观察，孩子的许多病是可以避免的。"孩子平安了，家里人舒心了，父母可以安心工作了，社会就更和谐了。一本书，解决了许多孩子、父母、家庭乃至社会关注的难题。难怪它出版四年多时间一直畅销不衰，这次又应读者的要求出了"升级版"。在平面读物面临严峻挑战的今天，实属难得！

二、小锦囊解决大问题

小孩子的病，说难也不难。因为其生机蓬勃，发育迅速。"脏腑精灵，随拨随应，但能确得其本而撮取之，则一药可愈，非若男妇损伤积痼痼顽者之比。"（明·张景岳《景岳全书》）只要预防措施得体、治疗护理得力，小儿病大都是可以有效控制的。

小儿之疾，无非外感内伤。清代名医吴师机说得明白："儿病大半伤食，小半胎毒，外感风寒十分之一。"（《理瀹骈文》）根据他的这一思想，《父母锦囊　教你养个壮小孩》一书从头到脚列举了小儿病常见的种类，并逐一送给破解锦囊：咳嗽、哮喘、扁桃体炎，因不同法亦不同；鼻炎、衄血、张口呼吸，症有别治亦有别；湿疹、虚汗、皮肤瘙痒，病在表求之于里；口臭、便秘、消化不良，责于食积诱因多……20多个章节，深入浅出，把道理说得明明白白。其中，涉及消化和呼吸两个系统的话题分量最重，一内一外，抓住了小儿疾患的要害，把临床常见的外邪袭肺的感冒、咳嗽、肺炎等小儿发热性疾病和积滞、呕吐、泄泻等饮食所伤的疾病都囊括其中了。

"谁家儿郎不食积"，书中对小儿食积的介绍，首当其冲。发育不完备，自身脾胃功能不健全的小儿，容易狼吞虎咽，出现消化不良、造成食积的情况是较普遍存在的。食积者多见，较轻，表现出不思饮食、神疲乏力、面黄肌瘦、头发稀疏之征；疳证者较少，为重，表现出肢软体弱、腹部膨大，青筋暴露、鸡骨支床之象。古人有"无积不成疳""治疳先去积"之说，此病的防治，自然要从消除食积入手，养成合理的生活习惯和加强脾胃的调理。

"宝宝感冒的前奏曲"，把小儿外感疾病的问题摆到读者面前。当孩子遭遇外部环境突然变化的干扰，或内有寒热积蕴等原因时，感冒就有可能发生了。感冒前的先兆症状，多从孩子的口唇色泽、眼睛分泌物、口腔气味、咽部颜色、舌质舌苔、大小便变化等露出端倪来，只要及时采取截断病源的措施，积极预防，即可避免该病的发生或缓解孩子痛苦的症状。

孩子的许多病，一与家长平时不合理的喂养习惯和对孩子不合理要求的纵容娇惯分不开，二与家长对孩子出现的细小变化疏于观察或不知道怎样观察有关。《父母锦囊　教你养个壮小孩》一书条分缕析，不厌其烦地交给家长们实用之法，难怪他们爱不释手啊！

三、小书本折射大趋势

给育儿的父母送锦囊，是《父母锦囊　教你养个壮小孩》一书的主题，这是基本的、肯定的。透过表层看内里，书中给我们的许多启示，是不能不提且必须要提一下的。

其一，"急性发热不可怕"。在大多数情况下，发热是人体防御疾病的一种积极反应。中医说是正邪交争，机体正气奋起抗邪的表现，说明机体正气充盛；西医说可以使具有防御和抗病功能的白细胞增高，从而增强机体的抗病能力。可见，轻微发热对小儿生长发育是有一定好处的，不必惊慌失措，不能盲目地把各种退热药物一股脑儿往孩子身上用。我国民谚中"热热烧烧长精细儿，哭哭啼啼唱小曲儿"的说法，是颇具科学道理的经验总结。当然，对于孩子长时间热势不退或发高热的，要立即前往医院诊治，不能随意处置，以免贻误病情。

其二，"是肉三分毒"。适当食用以肉为代表的荤食，有利健康。"食肉多，血管易堵塞""食肉多，滋生淋巴瘤""食肉多，口腔频发溃疡"等隐患是存在的。如何合理安排好孩子的饮食、如何从孩提时期起为他们一生的健康打好基础，是家长们需要慎重考虑和对待的问题。特别是对独生子女的教育和管理，必须尽快走出给过盛的营养、享受，提过高的要求、期望等误区。许多孩子嗜食、偏食、挑食的倾向明显，对健康造成的长期危害很快就会表现出来。有科学家认为，独生子女存在着生活过于享受和吃苦精神较差两个劣势，实际上就是我们祖先早已提出的缺乏"成于忧患"的意识。如何从小就让他们正确认识生活的艰辛、培养他们独立自主的能力，是一个非常值得研究的课题。

其三，减少"致'命'的大输液"。输液，是重要的治疗手段之一，对于治疗严重疾患、挽救危亡病人有着积极、有效的作用，这是不容置疑的。但输液绝非万能，输液不当造成的安全问题已经达到骇人听闻的程度。世界卫生组织提出的"能食疗不用药物，能口服药物不用注射剂，能用注射方法不输液"的原则，与中医的思想高度一致。我建议还要加上"能用中药不用西药"这一条，接下来是"合理进行中西医结合治疗"。《父母锦囊 教你养个壮小孩》的作者提出不要"轻视中医"和"让孩子体验中药"的呼吁，希望能有更多的家长响应。

如此等等，小锦囊之外折射出的小儿健康管理的大趋势，实在是不容忽略的问题啊！

啰啰唆唆杂谈一通，不过管窥之见，对能读下来的朋友们道声"感谢了"！

温长路　中华中医药学会

本文刊发于2015年9月7日《中国中医药报》

一册在手　健康拥有

——一位妈妈的读后感

　　这次一共买了三本关于怎么让孩子身体健康的书，一本是《捏捏小手百病消》，一本是《从头到脚话推拿》，再一本就是这本范嗣文博士的《父母锦囊　教你养个壮小孩》（升级版）。前两本都是关于小儿按摩的，这本比较全面，包括怎么简单地"诊断"孩子病情、怎么预防、怎么治疗，等等。

　　三本之中，最先选择看的，也是这本，因为觉得编写的内容层次清晰，问题清楚，每个问题都很有针对性。收到书那天，等晚上孩子睡了之后，基本上是一口气把书读完，一直看到凌晨2点多。这本内容丰富，儿童常见病大都涉及，观点独到精彩，符合小儿的实际情况，虽然记不住全部，但却差不多总结出两条：第一，小儿的疾病，多半是因为"内热"而起，无论感冒、咳嗽，还是食积、便秘，几乎都是这个原因；第二，了解了一味组方药：麻杏石甘汤，即麻黄、杏仁、生石膏、甘草，书中多处提到此方，而且印象比较深的，在第六章"烦人咳嗽何时休"里有这样一段话："因此我建议家长选择止咳中成药时，仔细看一下药物组成，不管组方多么复杂，若含有麻黄、生石膏、杏仁、甘草这4味药，一般都具有较好的止咳痰功效。"我觉得，这对家长的确很具有指导意义。

　　另外，书里也从中医的角度认为，像"支原体肺炎""手足口病"都不是什么太棘手的病，"支原体肺炎"一般属于肺热咳嗽，而"手足口病"不过是一种特殊的感冒，只要治疗及时得当，都会有很好的效果。如果是西医治疗的方法，"支原体肺炎"可能就是一个比较难缠的疾病了，我周围就有很多这样的例子。反正西医那些东西，我总觉得太过分割，太过机械，它总是把人体

"分片"研究（当然这是有必要的），某个部位患了疾病，也只是"头痛医头脚痛医脚"地治疗某个部位，所以常常很难根治，又同时带来巨大的副作用。如果不是急性病或器质性疾病，大部分病其实还交由中医来解决比较理想、安全、稳妥。

之前宝贝生病的时候，作为妈妈的我真的会失去冷静与方向，一股脑地把宝贝交给医院去治病，而且发热反复发作，害得我们家宝贝在医院无辜地扎了这么多只治标不治本的针，还强逼宝贝吃了这么多的头孢类抗生素。但自从买了这本书之后，我明白了很多宝宝生病的根本原因。我根据书中介绍的方法去调养宝贝的身体，发现些疾病的苗头就马上行动去扑灭它，现在宝贝基本上没有因食积、热气等引起的发热了。

《父母锦囊：教你养个壮小孩》真是很好的一本书，介绍给朋友阅读，朋友都说很实用，比挂水吃药强多了！真后悔没有早点买到这本书！

总之，这本书确实把中医儿科的防病治病原理、方法用通俗易懂的语言讲述出来，对于正在育儿的家长而言，确实能起到"一册在手，健康拥有"的作用！

一位读者

感谢读者

——代升级版前言

时光似箭，日月如梭，转眼间，《父母锦囊 教你养个壮小孩》出版已经4年多了。4年来，该书受到很多读者的喜爱与赞美，长期在当当网上位列儿科保健类图书畅销榜。看到很多读者受益于此书，我感到很自豪、很幸福！我的经验、我的思想、我的方法又得到了更多人的验证，并使更多的患儿解除了痛苦，世界上还有比这更开心的事吗？很多读者写下了自己的读书心得，每每读之，如沐春风：

春春80：我怀孕时就买书看了一遍。同事也买了一本，连她孩子的老师看到也说好！我生了孩子后，遇到孩子生病，因为只看了一遍书，其中的内容忘了，我不是很会护理，孩子患了肺炎去医院，前后住院十多天才好，老人也咳嗽二十来天才好。后来我经常翻此书，慢慢知道了怎么做。有次孩子、老人感冒、咳嗽，我照着书上的建议买药治疗，孩子、老人的病不到一个星期就好了。推荐家长有空看看此书。我真是受益匪浅啊，不用十多天在医院守病床啊！

湖畔的清柳：儿子3岁多了，经常感冒。我无意中在网上看到了苑博士主讲的《让宝宝远离感冒》，继而网购了《父母锦囊 教你养个壮小孩》，看后我真是受益匪浅。以前也是生怕孩子生病，但不知该如何注意，如何预防，现在我经常观察孩子的大便、眼屎、舌质、口气，及时给其清火、消食，我也不再莫名地担忧了。

micky1004：这是邻居孩子的妈妈推荐的书，内容是写给经常生病的孩子的家长的，讲述家庭护理的办法。我看了这本书，按照其中的方法和思路去实践，孩子生病次数明显减少，最大的好处是孩子不用去医院排队等待、检查化验、输液，全家省心啊！

三叶草2020：当父母的都有体会，孩子发烧了，明知道不会有什么危险，但是仍然放心不下。孩子去医院打针、输液，大人劳累，孩子痛苦。有了这本书，真的减少了很多不必要的担心！强烈推荐！

嘟嘟飞123：我很少写评论，但看了这本书却有强烈的跟大家分享的愿望。孩子身体闹毛病愁死一家人，其实每次无非嗓子痒、肚子痛等。这本书告诉我们很多儿童常见病的前兆，只要家长细心观察，孩子生病是可以避免的……

leobaobao：我的儿子整整一个冬天咳个没完，全家人的心都揪着。给孩子打针、吃药、做雾化，什么花样都搞尽了……我抱着试试看的心态买了这本书。收到了马上看，觉得很有道理，大起胆子自己把方子抄下来去抓药，就是有一味药炙米壳买不到。反正不管了，熬着给儿子吃了，儿子刚吃一服药病情就好转了。本来我心情有点急，买了5服药，结果3服药没吃完儿子的病就好了，剩下的药我高高兴兴地倒掉了。直到现在，儿子只要有什么状况，我就照书上的方子抓药，儿子服用后效果非常好，很有成就感呢！衷心感谢本书作者写了这样实用的书！

甘柑叶：我收到书就迫不及待地看，两个晚上就看完了，还做了笔记。我觉得非常实用而且讲得很有道理。苑老师的理念与这次给孩子看病的中医专家一致。这次我严格遵循教导，不使用抗生素，照书上的方子给孩子吃了3服药就不咳嗽了，只是还有点浓鼻涕。我再给她吃点清肺的药，应该就差不多了。书上的案例都是我们遇到过的，看后我受益匪浅，不再盲目让孩子吃药、打针了。此书随时看看很有用。

变异师太：这本书实在是太好了，我在当当网买过几百本书，这还是第一次写评论，因为我儿子顽固的咳嗽是根据这本书所讲的理论来治疗才好的。现在儿子真是一个壮小孩儿了！万分感谢苑老师！在这里祝苑老师好人一生平安！

半远青紫：这本书真的很好。儿子咳嗽一个月了，去看了不少大夫，吃了不少中药、抗生素类西药，结果病情是越来越严重。真气愤现在某些医生的不负责任！最后我根据这本书中的"麻杏石甘汤"给儿子买的药吃，他居然不咳嗽了！感谢这本书，感谢这本书的作者，让我不再在孩子生病时感到迷茫！

朵朵妈咪宝贝：我比较喜欢读保健和中药方面的食疗书籍。读过这本书让我学习到小儿日常疾病的预防和处理方法，这是一本让父母终身受益、必须珍藏的好书！感谢作者苑医生。

caren20：在我没有看这本书之前我家宝宝经常进医院，家里有了这本书后孩子已经大半年都没入过医院了，倍感成功！

陈贝塔：我按照书上所写，仔细观察宝宝的异常情况，他好几个月都没去医院了，很好，以前宝宝可是基本上月月都要去医院的啊！

般若1314：这本书通俗易懂，纠正很多养小孩的误区，教父母关注小孩病前症状，怎么防病于未然，值得学习！

感谢读者！你们的热情鼓励与无私的指导，促使我更加勤于临床医疗、勤于思考、勤于写作，把我的心得及时转化成文字，及时地发表，供大家参考，并对诸位育儿有一些指导，使你们的孩子能够未病先防，少得病，更加健壮。

4年来，我对儿科常见病的治疗、预防有了更多的、独到的感悟，摸索出了一些更有效的预防与治疗方法，我将其无私地、毫无保留地奉献给读者，解决读者育儿中常见的难题。希望你们能喜欢该书，也希望升级版的《父母锦囊　教你养个壮小孩》能给你们更多的帮助！

泉城千佛山下

乙未春节

初版前言

2009年3月，我应山东卫视农业科学频道《活到九十九》栏目之邀，做了一个《让儿童远离感冒》的访谈节目，分6期播出。节目播出后好评如潮，应观众要求，多次重播。许多观众打电话来寻医问药，期待了解更多的育儿知识；许多人在我的博客中留言，说按照我说的方法去做，孩子已经半年多没感冒了；许多观众告诉我：他们已经把我的讲义和博文打印了好多份，装订起来，送给正在养育孩子的亲朋好友，并说希望能看到我的书出版！我一直认为著书立说是一件不容易的事情，因为精力有限，暂时还没有出书的计划。一些出版社的朋友曾经与我谈过这本书稿的出版事宜，我一直未敢应允，担心水准不及又怕整理不好，恐失友望。

我与陆翌素不相识、一面未谋。有一天我在QQ上接到她的信息，她说真的非常感谢我，自从看了我的博客文章，学到了很多的育儿知识，按照那些方法去做，孩子很少感冒了。她希望能把这些知识结集出版发行，让更多的儿童与家长受益！陆翌本人是专业的编辑，对此选题有着独到的见解与深刻的认识。后来我们有过多次电话交流，她一再催促、鼓励我写书。正是陆翌的这种热心、爱心感染了我，我才鼓足勇气应允了这件事。

我浸淫于中医已经二十余年，深深地爱着中医，也深深地受惠于中医。儿子11岁了，从来没有输过液。一般的感冒发热^注，还未等病起来，我就事先用

注：发热——医学术语，俗称"发烧"。由于致热源的作用使体温调定点上移而引起的调节性体温升高，当人体体温超过37.5℃时，即可判定发热。

药把病邪控制住了。最早的一次严重发热，是在儿子3岁那年的一个深夜，他高热39℃，扁桃体肿大、化脓。我开了清热的重剂，连夜煎好，我先喝了一服药试试，然后再给儿子服下。次日早晨，儿子体温就恢复到了正常。从那以后，我就逐渐摸索小儿感冒的发病规律，仔细观察儿子，稍有蛛丝马迹，及时采取措施，防患于未然，所以儿子很少感冒或发烧。我的外甥女今年5岁，曾经患了3次手足口病，有两次不太严重，吃点中成药就好了；有一次她的病情较为严重，喝了几服我开的清热败火的中药也很快痊愈。我朋友的孩子因支原体感染咳嗽住进医院，输了10天抗生素，花费6000元，丝毫未见效；而后孩子服用我开的中药治疗了7天，花费200元，痊愈了。后来他每次感冒发热、咳嗽再也不输液了，都吃我开的中药。再后来，孩子生病就不怎么找我了，朋友按我的方子自学起了中医，加一味药、减一味药，一般的外感均能处理。后来朋友告诉我："我自己治不了，再找你治。"其实中医就这么简单，因此早就有"久病成良医"之说。

　　儿童疾病最多见的就是感冒发热、咳嗽等，就是我们通常说的外感热病。但感冒发热治疗若不及时，有可能转化成支气管炎、肺炎、心肌炎、病毒性脑炎，对孩子的健康造成很大的损伤，甚至会危及生命。因此，了解一些儿童发热的防治规律，对孩子的健康平安十分有益。

　　孩子很天真，没有心魔，没有七情六欲，因此，孩子的疾病也很简单。当前，物质生活极为丰富，多数家庭只有一个孩子，孩子集全家宠爱于一身，除了先天性疾病和意外伤害，大部分疾病就是由于饮食、外感所致。"儿病大半伤食，小半胎毒，外感风寒十分之一。"古人已经说得很中肯了。所以健康育儿有一箴言："要想小儿安，须得三分饥与寒。"

　　对于现代一些传染性发热性疾病的治疗与预防，无论SARS、禽流感、手足口病，还是甲型H1N1流感，道理都是一样的，手段也基本一致。中医还是按发热性疾病来进行辨证施治，结合患者的体质特点进行个体化治疗。正如《黄帝内经》所说"谨察阴阳所在而调之，以平为期"。

　　在书稿的整理过程中，我的夫人、我的儿子都成为第一读者，从非医学专业的角度，对书稿提出了宝贵的建议。为了整理这本书稿，我牺牲了许多陪伴他们的时间，在此向我的夫人与儿子表示深深的歉意与崇高的敬意。

　　但愿天下人无病，宁可柜上药生尘！我相信，这本书的出版一定能使更多的儿童远离疾病，获得健康，能使更多的人受惠于中华文明的瑰宝——中医中药！

泉城千佛山下

庚寅春

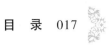

目　录

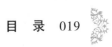

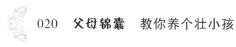

第一章　谁家儿郎不食积

食积很常见

周末到了，不仅成人有饭局，儿子也常常不回家吃饭。儿子说，有同学过生日，晚上参加生日聚会，放学时就不用接他了。儿子晚上回来说他玩得很尽兴，吃得也很好，量也很多。我让他活动活动，以免吃多了撑得不舒服，然后预防性地给他吃了几片小儿消食片。我越担心越来事：半夜时分，儿子发热，口渴欲饮水，还想呕吐。我知道肯定是吃多了，消化不良形成食积。食积引起的发热一般多在食积后数天发生，这次却在食积当天晚上就发生了！

还有一次，儿子过生日，周五晚上邀请了几个小朋友吃必胜客。洋快餐对儿童很有吸引力，几个小朋友特别喜欢必胜客的烤鸡翅、比萨、意大利面等，每个人都吃得很多。我虽然知道这样吃下去肯定要吃出毛病来，但也不好意思说："你们少吃点啊，别撑着！"我只是告诫他们："一定要吃饱，但不要吃撑着，吃撑了就容易生病。"吃过晚饭小朋友们又玩了一会儿，各自回家了。结果呢，周一送孩子上学，得知两个小朋友出现发热，一个小朋友上吐下泻。这都是吃多了撑的！

我知道儿子也吃得不少，回到家里，我就给他吃小儿消食片，然后对他采用饥饿疗法，第二天只喝水，不吃东西，倒也平安无事。

儿病多生于积

　　明代有一个著名的儿科医生万全，他认为儿童"脾常不足，肝常有余"。为什么说"脾常不足"？就是因为儿童经常发生食积。为什么说"肝常有余"？小儿常会因发热诱发抽风，中医认为"诸风掉眩，皆属于肝"。

　　清代有个医生叫吴师机，这个人主要运用膏药贴敷体表的穴位来治病，是有名的外治大师，他的治疗经验、方法收集在《理瀹骈文》一书中。吴师机认为："儿病大半伤食，小半胎毒，外感风寒十分之一。"这位老先生一下子就抓住了儿科疾病病因的本质。

　　在北京，提起"捏积冯"，几乎是家喻户晓、无人不知的。冯氏医家早在清末年间就开始在京城从事捏积的治疗工作，祖传四代，具有170多年的历史。冯氏捏积疗法第四代传人冯全福老先生行医60多年，在工作中精益求精，练就了一套精良的捏积术，继承了冯氏医家祖传的捏积疗法绝技和冯氏消积散、冯氏化痞膏的秘方。已故"四大名医"施今墨老先生在1962年为冯全福老先生题词："冯全福先生在北京家传四代，历百余年专为小儿捏积，誉遍京城，疗效超卓。尤以冯氏捏积手法与众不同，他的手法简便，疗效显著，最受劳动人民的爱戴。"捏积的原意是"捏脊"，施术部位主要在脊柱两侧，治疗的疾病主要是食积所致的疾病，后来就变成了"捏积"，同时还配合冯氏口服消积散和外敷冯氏化痞膏。这一学术流派的精髓还是抓住了儿科疾病多食积的特点，所以疗效好。

　　著名中医大家关幼波教授回忆其认识的一位名医，也是京城清代末年的御医，擅长儿科，处方必用"焦三仙"①，以至于人们称其为"焦三仙大夫"。关老很尊重这位先生，还跟他学一绝招，用煤油治疗小儿蛲虫病。其实，这位老御医抓住了儿科疾病的规律：儿病多由食积所致。

　　很多医生认为小儿科是"哑科"，能把儿科疾病看准非常不容易。的确是这样，孩子1岁左右才牙牙学语，幼儿期虽然会说话，但不能表达

---

①：焦三仙即焦麦芽、焦神曲、焦山楂3味药。

身体的不适，有时能表达，也词不达意，不可全信。与给成人看病相比，儿科医生确有其难。但儿科也有容易的地方，之所以说儿科容易，是因为儿童天真无邪，没有七情六欲，因此，儿科疾病虽然很多，但发病机理较为简单，而且很容易理解。很多人在家里经常开孩子的玩笑："你就知道吃！"是啊，孩子就只有吃与玩的欲望，儿科的疾病大部分都是吃出来的。

曾经有一句名言"爱孩子是母鸡都会做的"，但怎么去正确地爱孩子就不是那么简单了。有些地方政府为了办好农村教育，提出："再苦不能苦孩子，再穷不能穷教育。"我们现在很多家长都做到这一点了。在教育上，为了孩子上个好学校，不惜花费重金；孩子喜欢吃的东西，就让他吃，不怕花钱。尤其是现在，经济发展了，物质生活极其丰富，各种食品吸引着孩子，孩子吃的欲望永远存在。再加上现在大多数家庭都是独生子女，爷爷、奶奶、外公、外婆等长辈对孩子都是有求必应：在这种特定的大背景下，孩子想不食积都很困难！

孩子食积的常见原因

孩子自身的问题

孩子不知饥饱，见了美食佳肴就想吃。有的孩子长时间不见肉食，偶尔碰到一次，就不能自控，不知不觉中就吃多了！虽然现在生活水平提高了，吃肉已不再是过年、过节才有的口福，但是孩子偶尔碰到一种自己特别喜欢的食物，常常一次吃个够，暴饮暴食的现象还是很常见的。吃得过多，超过了脾胃的运化功能，这些食物就会停滞在胃肠中，形成食积。有时在自助餐厅里，许多孩子边吃边玩，吃饱了，玩上一会儿，再取点好吃的。由于自助餐的品种丰富，色香味俱佳，不仅是孩子，有时成年人也抗拒不了美味的诱惑，不知不觉就吃多了。

家长的问题

曾经有一个3个月大的患儿，由家长抱来门诊看腹泻。患儿一直是母乳喂养。体查为：大便黄黏，夹杂奶瓣，有臭鸡蛋的气味；舌苔白厚，口腔有股酸臭味。经问诊，原来是孩子一哭，妈妈就喂奶。其实孩子哭闹，不一定就是饿了，或许有其他原因。你只要喂，孩子就吃。当然也有的孩子能自我节制，吃饱了就拒绝再吃。

有的家长有攀比心理，常常认为自己的孩子偏瘦、偏矮是吃饭不如别人多造成的，因此，采用"威逼利诱"的方式喂饭，试图让孩子多吃，以求让孩子长得高、长得壮。结果呢？常常适得其反，吃得孩子经常食积，经常生病。这岂不是揠苗助长？

还有很多家长受到现代营养学的影响，处处"讲究营养"，每天规定吃多少蛋白质、多少糖、多少维生素，等等；还有的家长受到健康讲座的影响，认为每天的饮食必须多样化，应该吃到多少种以上……导致家长在孩子吃饭问题上出现误区。不仅是现在，历史上很多资料都证实小儿食积是导致儿童发病的重要因素。清朝皇子出生后都要交给乳母喂养，而不让亲生母亲喂养，据说一个主要原因就是避免生母对孩子的溺爱。

幼儿园的问题

很多孩子上幼儿园后，吃饭就在幼儿园。幼儿园开饭时，每个小朋友的餐盘中盛的饭量都差不多，可是每个孩子的饭量是有区别的。有的孩子脾胃功能好，吃得多，消化得了，吃完一盘，还不够，继续要；有的孩子脾胃功能差，一盘都不一定能吃完。

老师常常表扬那些吃得快、吃得干净的孩子。有的孩子虽然吃饱了，但为了得到老师的表扬，也要勉强吃干净，这样就造成了食积！所以，幼儿园在吃饭时，老师也要考虑到孩子脾胃功能的个体差异性，以免造成孩子食积、损伤孩子的健康。这也是很多孩子一上幼儿园就频繁感冒的重要原因之一。

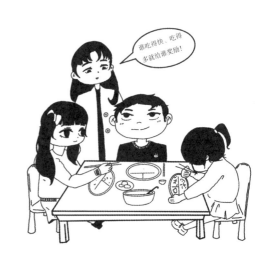

食积的标志（三大症状）

口腔的酸腐气味

靠近孩子的嘴巴，闻一闻孩子嘴巴里呼出来的气息，看看有没有食物没消化完的酸腐味道。如果有，毫无疑问，孩子已经食积了。小嘴巴里呼出的气有没有酸腐气味是判断小孩食积的"金标准"。至于其他症状，由于个体差异，表现各式各样。有的表现为发热，甚至是高热；有的表现为腹胀、腹泻；有的表现为咳嗽；有的只表现为不思饮食（厌食）。所以，如果孩子出现以上症状同时口中呼出气体有酸腐气味，曾经有饮食过多的经历，应首先当作食积来治疗。

腹胀如鼓

饥饿时，腹中空空，人们会说"肚子都饿瘪了"。吃得过多，整个胃脘部与肚脐周围都会鼓起，有点大腹便便的感觉。用手指轻轻叩击腹部，可以听到"嘭嘭"的声音，像敲鼓一样，这表明食积后导致了腹部的胀气。如果是成人，会说自己"腹胀"，而孩子大多表达不出来。

舌苔白厚

食积患者的舌苔一般较厚，干燥，少津液润泽，有时呈厚腻状，呈白色或者黄色。这是因为食积于胃肠，常变生湿浊，湿浊或者湿热上逆，熏蒸于舌所致。

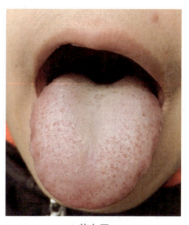

苔白厚

食积诱发的常见疾病

食积发热

有一对年轻夫妻，喜得贵子，孩子8个月了。除了母乳喂养之外，还添加了辅食。一天上午，孩子突然发热，体温38℃，家长打电话问我怎么办。我考虑到孩子没有受凉的因素，也不知什么原因，就告诉家长先给孩子吃点退烧药、多喝点水，如果孩子精神好，下午到我的门诊看一下。孩子来看门诊时一问才知道他昨晚吃面条吃多了。我敲了敲孩子的肚子，"嘭嘭"作响，就给孩子开了消食、导滞、退热的小药方。嘱咐家长暂时不要给他喂饭，多喂点水。煎中药汤300毫升，分多次喝下。到了晚上8点，家长又打电话给我说孩子发热将近39℃，喝的150毫升药全吐了。我问孩子精神如何？家长说精神尚可。我嘱其继续喂药。其实孩子吐了是好事。食积于胃肠，通过呕吐，上脘的食积就排到了体外。这就是中医的吐法，只不过现代医生不常用了。我并没有给孩子使用催吐的药物，可能孩子对中药的味道不适应，出现呕吐，真是歪打正着。果然，第二天早晨，我从电话里得知孩子当天晚上就退热了。

小儿变蒸与食积

变蒸是指小儿在生长变化过程中的发热。

有一天，同楼道的邻居碰到我，咨询我：他孙子半岁多了，又发热了，而且三四天不退热，怎么办？

我经常见他抱着孙子玩，他那小孙子可是不瘦，简直有点过胖。我告诉他：近日不要喂好吃的了，少食甚至禁加辅食。另外，孩子还吃母乳，让孩子的妈妈也吃得素淡一点。

我问邻居：孩子大便如何？答曰：孩子大便通畅，每日一行，便软。

我建议让孩子多喝水，体温不超过38.5℃，只要精神状态好，不用药也可以，仔细观察病情变化吧！

我突然想到小儿变蒸。变者，变化也，蒸者，发热也。小儿生长变化迅速，可以说是日新月异。在这种迅速变化的过程中，经常发热，经过一次发热，就成长一次。不仅现在的儿童有这种现象，在古时候也存在这种现象，古人将其称为"变蒸"。

民间还有一个说法，小孩发一次烧，生一次病，就长一个心眼，也就是说，就长大一次。变化、成长与发热存在着不可分割的联系，可以说是一个硬币的两个面。家长总是期待着孩子成长得快些、变化得快些，这需要物质基础，就需要有一定的营养作为保障。因此很多家长就大量给孩子增加营养，摄入过多的营养而不能吸收，就成为食积，食积化热，蕴蒸于体内就会导致小儿发热，就是变蒸。

因此，小儿变蒸的病理基础还是食积。

怎样才能做到变而不蒸呢？那就要营养均衡，饮食适量、荤素搭配，大便通畅，及时添减衣被，多喝温开水。

食积呕吐

儿子跟我吃烤羊肉。虽然我一再告诫他少吃，但他还是狼吞虎咽。我知道坏事了，儿子百分百地吃多了。果然，他回到家里就说头和肚子都不舒服，我一量他的体温，已有38℃。他吃了点消食片，就上床睡觉了。夜里12点，儿子突然把我吵醒了，说要吐，结果把晚上吃的东西全吐了。吐完后他说肚子感觉很舒服。他喝点水，也不发热了。

脾胃的功能就是运化，把吃进去的水谷从入口运送到出口，在运输的过程中吸收其中的精微物质，化生为人体的气血津液。可以把脾胃的功能比喻成一辆车，吃多了，就超载了；严重超载，就会压坏车子。人吃多了导致呕吐，也就是食积呕吐，就等于人体自我卸载，是一种自我保护性反应。因此对这种呕吐不宜止，吐出食积，人自然就舒服了。

食积腹泻

食积腹泻的患者大便很有特点：①恶臭无比。食积腹泻的大便臭味极大，恶臭或者酸臭。②大便中夹杂有未消化的食物，哺乳期的孩子大便中夹杂未消化的奶瓣等。

患者腹泻后会感舒适，腹胀、腹痛减轻，食欲恢复等。这种情况下，不用特殊的止泻处理，这是患者机体祛邪出外的一种正常反应。邪去则正安，把体内的食积之邪驱除了，身体才得安宁。

有的孩子食积化热，导致大便干结难下，或者数日不大便，这时还要使用泻法，用少量大黄（此药要在医生指导下使用）等药物使孩子腹泻，清除体内的食积或者热邪。

当然，若经常腹泻，导致孩子消瘦或者影响孩子生长发育，这时就必须进行治疗了。

食积厌食

小儿厌食是许多家长头痛的事情。小儿厌食也要区别对待。有的孩子长得胖乎乎的，一看就知道孩子平时食欲好，消化吸收也好。突然出现厌食，有可能属于食积了。这时厌食是孩子胃肠功能自我保护的一种反应，那就别再让孩子吃了，让胃肠休息一下。或者用点消食导滞的药物。有的孩子长得瘦小，脾胃的消化吸收功能不好，长期不愿意吃饭，吃上一点就饱。这种厌食就是脾胃虚弱了，需要采用健脾养胃、消食化积、开胃的方法治疗。

食积腹痛（肠系膜淋巴结炎）

有的孩子身体健康，有时过食油腻、肥甘厚味后会出现腹胀、腹痛。现代医学检查后常诊断为肠系膜淋巴结炎等。中医认为这种情况其实也不是什么炎症，只是由于食积所导致的气机不通，不通则痛。用点焦三仙、鸡内金、陈皮、元胡，喝上几服消食化积的中药即可止痛。有的腹痛还伴有大便干结，这时用点大黄（用量当遵医嘱），通腑气、泻食积也未尝不可，而且效果还蛮好！

食积咳嗽

好多医生一看小儿咳嗽，即认为是其肺、气管出了问题，要么是支气管炎，要么是支气管肺炎，要么是肺炎，结果孩子输了一周甚至十余天的抗生素，咳嗽丝毫不见好转。中医则不应该犯上面的错误。学中医的首先要有整体观念，要从气的角度来考虑问题。咳嗽就是肺气上逆，这点是毋庸置疑的。肺气为什么上逆而不下降了呢？如果吃得过多，超过了消化能力，食物就会积滞在胃肠。现在每个人都可以体会一下：当你吸气时，肺气下降膈肌会向下移动，如果你吃得太饱，有一种撑的感觉时，膈肌向下移动就费劲了，肺气下降也就难了，这时肺气就会上逆，出现咳嗽、呼吸喘促等症状。很多儿童的咳嗽就是这样撑出来的。采用消食导滞的方法，通通大便，腑气得以通畅，肺气得以下降，咳嗽也就停止了。

食积甚至可致命

孩子虽不是被直接撑死，实际上也是被间接撑死的。吃得太多导致胃食管反流，堵塞气道，窒息而死。吃得多不仅容易生病，有时还可以夺命。多么痛的领悟！

据某新闻报道：早晨，5岁的小万吃了妈妈做的糯米鸡，还喝了一杯牛奶。吃完这些以后，就去了幼儿园。中午又在幼儿园吃午饭，这时正好到了午休的时间，虽然肚子胀胀的，很撑，但小万还是和其他小朋友一起躺下睡觉。

一个多小时后，别的小朋友都起床了，唯独小万没有醒，老师上前摸其额头，才发现他嘴唇发黑，嘴巴、鼻子都有黑色污物，已经停止了呼吸！

急忙把他送去了医院，经过医生诊断：孩子是因为食物吃得太多，还没有来得及消化就躺下睡觉，导致食物倒流到口腔，堵塞气管致死。

还有一个案例：晚上放学，妈妈把女儿从幼儿园接回家中，给她煮了汤圆和饺子，吃饱饭的女儿摸摸自己的肚子，对着妈妈打趣道："肚子鼓得像个猪八戒。"没过多久，女儿就说困了，就去睡觉。过了一会，妈妈发现女儿嘴唇发紫、呼吸困难，于是立即把孩子送往医院。检查发现，女儿是因食物反流，堵塞了气管，还好就医及时，才没有生命危险。

家长们一定要注意：千万别让孩子吃得太饱，尤其注意不能吃饱就睡，否则很容易发生危险。

不管大人还是小孩，吃完饭不要马上躺下睡觉！这样容易引起食物反流，从胃部进入食管。轻的话，会引起食管不适；重的话，甚至会引起反流性食管炎，引发食管糜烂和溃疡。如果本身有化脓性扁桃体炎等疾病，吃饱了就躺下，则更容易引起咽喉的堵塞，严重者出现窒息死亡。

食积的预防

"乳贵有时，食贵有节。"给婴儿哺乳时，应有规律，只有这样才能培养孩子胃肠道有规律地蠕动。二者有了规律，就不容易造成食积。

吃饭时要有节制，严禁暴饮暴食，要做到"饥饱适宜"。家长善于控制孩子的食量，就能预防食积。

另外，孩子吃多了就要多活动。多活动可以促进胃肠的蠕动，预防、消除食积。

《醉花窗医案》曾经记载了一个病案：有一个佣人，一有机会饱餐，他就暴饮暴食，一餐吃了几个人的量，又喝了很多凉水，众人制止，佣人说："我习惯喝凉水，不愿意喝热茶。"一天，佣人忽然腹痛，吃一点东西就呕吐，大便不通，汗出如雨，呼号辗转，众人以为他得了急症。医生看了之后说："此为饱食伤胃，加之冷水凝结，待大便一通，病就好了。"故置之不理。晚饭后，佣人匍匐求医生治疗，痛苦得涕泪交加。医生故意"难为"他说："生病是你自找的，我有什么办法？要想让我给你治病，先取十桶水，置两个空缸。把十桶水从一缸中转移到另一缸中，必须转移三十次，然后才能治病。"佣人说："我腹痛剧烈不能动，怎么能做这事呢？你不是难为我吗？"医生说："不这样，就别希望我能给你治病。"大家都认为医生太残忍。佣人不得已，勉强为之。从一个缸里取水倒入另一个缸中，未至二十次，佣人腹中辘辘鸣，汗津欲滴，急忙如厕，大泻一次，瘫软不能站起。大家扶他躺在床上，佣人坦然睡去。一个小时过去，佣人身体轻松舒适，腹中空虚，想饮食了。

医生问他："腹还痛吗？"佣人答："不痛了。""还想呕吐吗？"佣人答："不想。"医生说："你的病，我已给你治愈，比吃汤药、针灸好多了。让你取水，吃点苦头，可不要怪我啊。"佣人惭愧叩头。医生又告诫他说："以后必须少食，不然还会出现腹痛。"佣人连连应诺。向医生请教其中的道理，医生说："命你取水倾倒，则俯仰屈伸，脾胃自开，怎么能不治愈呢？"大家都很佩服。有人问："为什么不用药？"医生说："用平胃散合承气汤，也是可以的，可通其肠胃，但效果却不如让其运动，这样，病人皮骨俱开，疗效较服药更迅速！"

治疗食积常用中药

山楂

又称"山里红"，味酸、甜，性凉，具有消食化积的作用，主要用来消除肉积。吃肉过多形成积滞，最好用山楂化积。有经验的厨师在煮肉时，放上几粒山楂，有助于将肉煮烂，这可能是利用了山楂的酸性。山楂作为消食化积药时常用"焦山楂"。将山楂肉切片，在热锅里将其表面炒成焦黄色，就是"焦山楂"。山楂除了有消食化积的作用外，还能够活血化瘀，治疗妇女痛经，降血脂，治疗冠心病、心绞痛。

以山楂为原料做的一些小食品，譬如：糖葫芦、山楂糕、果丹皮、山楂酱、山楂片、山楂酒等，也具有消食化积、活血化瘀的作用。

谷芽

取拣净的稻谷，用水浸泡1～2天，捞出置容器中，上盖潮湿蒲包，每日淋水，保持湿润，至初生根（俗称"芽"）长至3～6毫米时，取出晒干。

炒谷芽 将谷芽置锅内，用文火炒至深黄色，待大部分爆裂，取出放凉。

焦谷芽 将谷芽置锅内，用武火炒至焦黄色，微喷清水，取出风干。具有健脾开胃、和中消食的功用。

麦芽

麦芽是大麦的幼芽。将大麦粒用水浸泡后，保持适宜温度、湿度，待幼芽长至约0.5厘米时，干燥待用。生用主要用于疏肝理气，炒用主要用于消食化积。麦芽主要用于消除面类食积，还可以疏肝理气，治疗乳房胀痛。另外，哺乳期的女性想给孩子断奶时，常用炒麦芽回乳。

六神曲

喜欢喝酒的人都知道"洋河大曲""兰陵大曲""泸州老窖特曲"等名酒，这些酒都是由粮食发酵成"曲"做成的。"曲"原为"麴"，从字的结构来看是由麦发酵而成，当然高粱、粟、豆等也可以用来酿酒。六神曲这味中药，不是天然的，而是人工制作的。言"曲"是因为发酵所致，言"神"是因为其功能疗效好，犹如神助。六神曲外观朴素，貌不惊人，由杏仁、赤小豆、鲜青蒿、鲜苍耳、鲜辣蓼等再加入面粉（或麦麸）混合后经发酵制成。

六神曲（又名"神曲""六曲"）为什么可促进消化？六神曲本身是一种发酵物，能促进粮食的分解，这与酿酒时在粮食中加入一些曲蘖，促进粮食分解是一个道理，所以六神曲能消除面食、谷食引起的食积。老辈人有一些治疗食积的传统方法：农村用大铁锅煮稀饭时，锅底有时会结一层锅巴，把锅巴揭起来，焙成焦黄色，让小孩吃，就能治疗食积。所以，消食化积时，可用焦神曲（六神曲在热锅里炒至表面焦褐色，有焦香）。

鸡内金

鸡内金为家禽类鸡的胃内膜（鸡肫内的黄皮）。杀鸡时取出鸡肫剖开，趁热将内壁剥下洗净晒干即可入药。

鸡内金味甘性平，入脾胃、膀胱经，除了治疗食积，还可以治疗结石、小儿遗尿症等。

鸡内金最好的使用方法：研粉冲服。水煎也可以，但用量须大。

鸡内金饼

治小儿食积，可用干山药60克、鸡内金40克，共研细末，加入面粉300克，用水和成面团，再加入适量白糖、黑芝麻，烙成薄饼10张。每天嚼食薄饼一张，10天为一疗程，连用2~3个疗程。

莱菔子

可能有人不知道"莱菔子"是什么，如果说萝卜籽，几乎没有人不知道。其实，莱菔子就是萝卜籽。这里的萝卜是指带辣味的青萝卜，只有辣萝卜籽的疗效才好。"冬吃萝卜夏吃姜"，那是因为古时候的中国是农业社会，到了冬天，农活很少，天气又冷，人们猫在家里不出来活动，胃肠蠕动差，常出现腹胀、消化不良等症状，萝卜又辣又苦，辛辣可以行气，味苦可以降气，所以能够下气除胀，促进胃肠蠕动。很多人吃了萝卜容易放屁就是这个道理。把萝卜埋在地里，第二年春天就会发芽、开花、结籽，这就是萝卜籽。萝卜籽具有降气化痰、消积除胀的功用。其实萝卜也具有这种作用。

青皮

青皮为芸香科植物橘的幼果或未成熟果实的干燥果皮。5—6月间收集自落的幼果，晒干，称为"个青皮"；7—8月间采收未成熟的果实，在果皮上纵剖成四瓣至基部，除去瓤肉，晒干，俗称"四花青皮"。生用或醋炙用。味苦、辛而性温，具有消积化滞、疏肝理气、止痛的作用，用它治疗食积引起的腹痛，尤为对症。

槟榔

槟榔具有很好的消食导滞、理气除胀、利水消肿、杀虫作用，对于食积胃脘等导致的脘腹胀满、疼痛、大便不畅等都有很好的治疗作用，除与大腹皮同用外，还常与木香、厚朴、枳实等配伍使用。还能杀灭绦虫、蛔虫、蛲虫、姜片虫等多种肠道寄生虫，常与南瓜子、乌梅、雷丸等同用。杀虫时用量要大，最大剂量可用到120g。

 小贴士

槟榔能致癌吗?

槟榔是一种常见的中药，用的是槟榔树的果实，使用上千年，基本都是安全、有效、无毒的，怎么突然就成为致癌物了呢? 后来查阅资料发现，经常咀嚼槟榔的人群中，口腔癌的发病率比不咀嚼槟榔的人群要高得多，从而认为槟榔可诱发口腔癌，进而认定槟榔是致癌物。槟榔的这种致癌作用并不是因为槟榔含有某种致癌成分，而是一种喜好咀嚼槟榔的生活习惯所致。经常咀嚼槟榔的人，槟榔与口腔黏膜反复摩擦，天长日久，出现口腔黏膜癌变，发生口腔癌。当然，如果你不是咀嚼槟榔，而是咀嚼其他纤维粗糙的东西，时间长了，也会摩擦黏膜，诱发口腔癌。关键在于咀嚼粗糙纤维对口腔黏膜产生的摩擦，而不在于咀嚼什么。再打个比方，香烟能致癌，并不是烟叶具有致癌性，而是吸烟时产生的烟雾含有大量的尼古丁是致癌物质，导致肺癌的发生，你能说烟叶是致癌物吗?

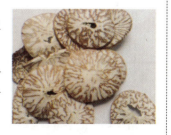

槟榔是一味非常常用的中药，疗效显著，含有槟榔的中成药、汤剂等都不会有致癌作用，可以放心地使用。

陈皮

陈皮，其实就是我们平时所吃的橘子的皮。因为橘皮放置的时间越久、越陈，其药效越好，故名"陈皮"。陈皮味辛苦、性温，具有温胃散寒、理气健脾的功效，主要治疗胃部胀满、消化不良、食欲不振、咳嗽多痰等症状。陈皮偏于温燥，能够伤及阴津，我们吃橘子吃多了会感觉口舌干燥，所以有干咳无痰、口干舌燥等症状的阴虚体质者不宜多食。此外，鲜橘皮不具备陈皮那样的药用功效。另外，因为鲜橘皮表面有农药和保鲜剂污染，这些化学制剂有损人体健康，因此，不可以用鲜橘皮来代替陈皮。冬天煲汤时，在汤里放几片陈皮，不仅能改善味道，还能缓解胃部不适，治疗咳嗽、痰多。

消食化积，妙用中成药

小儿消食片

【规格】0.4克×60片

【药物成分】鸡内金（炒）、山楂、六神曲（炒）、麦芽（炒）、槟榔、陈皮。

【性状】本品为异型薄膜衣片，除去薄膜衣后显浅棕色；气微，味甘、微酸。

【功能与主治】消食化滞，健脾和胃。用于脾胃不和，消化不良，食欲不振，便秘，食滞，疳积。

【用法与用量】口服：1～3岁每次2～3片，3～7岁每次3～5片，成年人每次5～6片；每日3次。

保和丸

【处方】山楂（焦）300克	六神曲（炒）100克	半夏（制）100克
茯苓100克	陈皮50克	连翘50克
莱菔子（炒）50克	麦芽（炒）50克	

【性状】本品为灰棕色至褐色的水丸，气微香，味微酸、涩，或为棕色至褐色的大蜜丸，气微香，味微酸、涩、甜。

【功能与主治】消食，导滞，和胃。用于食积停滞，脘腹胀满，嗳腐吞酸，不欲饮食。

【用法与用量】口服，水丸每次6～9克，大蜜丸每次1～2丸，每日2次；小儿酌减。

健胃消食片

【规格】每片重0.8克（薄膜包衣）

【药物成分】太子参、陈皮、山药、麦芽（炒）、山楂。辅料为蔗糖、糊精。

【性状】本品为薄膜衣片，除去包衣后显淡棕黄色，气略香，味微甜、酸。

【功能与主治】健胃消食。用于脾胃虚弱，消化不良。

【用法与用量】口服，可以咀嚼。每次3片，每日3次。

大山楂丸

【规格】每丸重9克

【药物成分】山楂、六神曲（麸炒）、麦芽（炒）。辅料为蜂蜜、蔗糖。

【性状】本品为棕红色或褐色的大蜜丸；味酸、甜。

【功能与主治】开胃消食。用于食欲不振，消化不良。

【用法与用量】口服，一次1～2丸，一日1～3次。

大山楂丸是消食导滞的名方，主要治疗饮食过多所致的胃脘饱胀、嗳腐吞酸、不思饮食等症，尤其是老人、儿童脾胃功能弱、活动量小，最易发生食积，所以家庭要常备。

大山楂丸是大蜜丸，在口中反复咀嚼，吞咽即可。味道酸甜不苦口，一般人都能接受。有人特别喜欢这个味道，有的人不喜欢。末代皇帝溥仪体质非常差。溥仪的末任夫人李淑贤女士说："溥仪一生常患感冒与消化不良，几乎隔不数日即患病。溥仪本人因长年有病，平日颇留心医药，每日三餐后都进食大山楂丸，日日如此，从不间断。"

大山楂丸有哪些作用呢？①消食导滞，治食积。老人、小孩脾胃功能下降，易发生食积，可以经常服用。②乳腺增生患者，可以经常服用。③高脂血症患者，可以经常服用。④饭局较多的人，可以经常服用。有的人几乎天天有饭局，还有的人，一餐转数桌，频频举杯，频频夹菜，即使尽量少吃也已经吃多了。时间长了人就会肥胖，长啤酒肚。常服大山楂丸，能预防肥胖，降血脂、降血压。

巧用按摩消食积

捏脊

让患儿面孔朝下平卧。家长以两手拇指、食指和中指捏其脊柱两侧，随捏随按，由下而上，再从上而下，捏3~5遍，每晚1次。

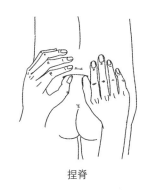

捏脊

揉中脘

胸中与肚脐连线的二分之一处，即是中脘穴位。家长用手掌根旋转按揉，每日2次。

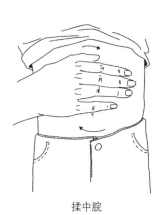

揉中脘

摩涌泉

足底心即是涌泉穴。家长以拇指按压患儿涌泉穴，每次旋转按摩30~50下，每日2次。

推腹

取鸡蛋一个，去蛋黄、留蛋清，把蛋清倒入碗内，令患儿仰卧，脱去其上衣，暴露腹部，家长抓取蛋清少许放于患儿腹

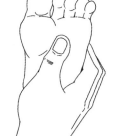

摩涌泉

壁上，再将手掌平放于其腹上，稍加压力，顺一个方向反复按摩，3~5分钟。再抓取少许蛋清放于腹壁上面，重复上述动作。按摩30~60分钟。随着家长手掌的移动，可听到患儿腹中哗哗的声响（即肠鸣音），患儿开始排气（放屁），腹胀减轻，逐渐痊愈。主要用于治疗食积腹胀、腹痛。

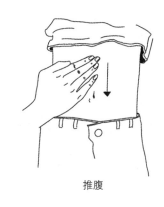

推腹

揉脐腹

患儿取直立位，家长以一手掌在患儿的脐部及其四周用掌摩法按摩，连续数分钟后，再在患儿脐部及腹部作掌揉法或掌根揉法，使之有较强的温热感。

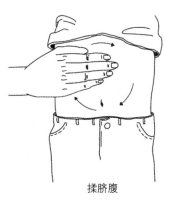

揉脐腹

第二章 每日关注孩子的"臭臭"

新陈代谢是生物的基本特征。人每天都要吃喝，饮食入胃，其精微部分转化为气血，糟粕部分形成大小便，排到体外。

大便能很好地反映人体的健康状况。日本曾有一本《大便书》，国内引进出版后，很受欢迎。大便的次数、大便的质地、大便的气味……都携带了身体健康与疾病的信息。孩子的大便更是与孩子的身体健康息息相关。因此，为了孩子健康、避免孩子生病，必须下功夫关注孩子的"臭臭"。

新生儿的大便

母乳喂养的新生儿的大便呈金黄色，偶尔会微带绿色，质地比较稀软；或呈软膏样，均匀一致，略带酸味，不含泡沫。

大便的次数

新生儿大便次数较多，一般为每天2~5次，有的新生儿可以达到7~8次。随着孩子月龄的增长，大便次数会逐渐减少，2~3个月后大便次数会减少到每天1~2次。因此，吃母乳的新生儿如果出现大便较稀、次数较多等情况，只要孩子精神好，吃奶情况良好，身高、体重增长正常，家长就不用担心。

不要和别的孩子进行比较，因为每个孩子都有自己的生长轨迹，每日大便次数也因人而异。要注意的是，正常情况下，如果孩子原本每天1~2次大便，突然增至5~6次，则应考虑是否患病。

对母乳喂养的孩子，细心的父母可以通过观察新生儿的大便，了解母乳的质量，也可以知道孩子消化情况是否正常，从而判断孩子是否有食积。

泡沫样大便

新生儿的大便呈黄色，且粪与水分开，大便多泡沫，大便次数增多，说明新生儿消化不良，提示母乳中含糖分太多。因为糖分过度发酵则使新生儿出现肠胀气、大便酸味重。这种情况说明孩子吃奶过多，应该适当减少喂奶的次数，让孩子的胃肠道休息一下，或者减少妈妈的糖摄入量。但是妈妈的糖摄入量控制起来不是那么容易，还是根据孩子的大便情况来调节孩子的母乳摄入量较好。

大便中有奶瓣

新生儿大便次数增多，粪便中有不消化的奶瓣，这可能是母乳中的脂肪含量太丰富，以至于孩子消化吸收不了，就会形成"食积腹泻"，这时可缩短每次喂奶的时间，让孩子吃前一半的乳汁。因为母乳的前半部分蛋白质含量较多，富于营养，容易消化，而后半部分脂肪含量较多，不易消化。必要时母亲可在喂奶前半个小时至一个小时先饮一大杯淡盐温水，稀释乳汁，然后再给孩子哺乳，或者直接减少孩子的母乳摄入量。

当母乳中蛋白质过多时，新生儿的大便就会有硬结块，有臭鸡蛋味，此时妈妈应该注意控制鸡蛋、瘦肉、豆制品、奶类等蛋白质含量高的食品的摄入。究竟摄入多少合适？这很难有一个具体的数值来量化。

妈妈饮食的蛋白质摄入量是不容易控制的，最容易做到的就是根据孩子大便的情况调整其母乳摄入量。

绿色大便

当母乳喂养不足时，新生儿大便色绿，量少且次数多，呈绿色黏液状，新生儿常因饥饿而哭闹。这种情况只要给予新生儿足量喂养后，大便就可以转为正常。

现在的物质生活极为富足，人们通过日常饮食摄入的蛋白质、脂肪、糖类等营养物质特别丰富。产妇饮食特别丰富，所以产妇的营养特别地充足，大部分情况下，会出现营养过剩。因此，婴幼儿摄入母乳中的各种营养含量都处在高水平状态，远远超出婴幼儿身体的需要。加之母亲对孩子的过度关爱，总是怕孩子饿

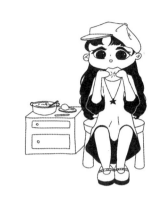

着，只要孩子一哭闹，就赶快喂奶。母乳的营养含量丰富，母乳的摄入量过多，这两方面的因素导致孩子经常处于食积状态。食积导致大便的次数增多，出现腹泻；或者大便中含有不消化的食物，最常见的就是奶瓣；或者出现大便的气味异常：酸臭或腐败的臭鸡蛋味等；有的还出现腹胀、腹痛；严重的还可以出现发热、咳嗽、湿疹、丹毒等疾病。

婴幼儿便秘

当然，婴幼儿也会出现便秘。正常情况下，2～3个月后，孩子的大便次数会逐渐接近成人，每天1～2次。如果经常2～3天大便1次，或者数天大便1次，就是便秘。便秘提示患儿的内火较重。因为便秘所导致的消化道不通畅，常引起孩子的胃纳食能力下降，出现不愿意吃奶，严重时出现呕吐。中医认为是由于腑气不通畅导致的胃气不降。除了上述症状之外，患儿还可能出现舌苔厚、口臭、口中异味。当然这种腑气不通畅有时还会引起腹痛，表现为孩子哭闹不止。

这个年龄阶段的婴幼儿，虽然内火较大，但是靠着母乳中含有的有益物质还能抵御各种感冒病毒的侵袭，一般很少感冒。有的婴幼儿内火较重，也会出现感冒发热、咳嗽，甚而出现肺炎。1岁后或者断奶（停止母乳喂养）后，婴幼儿再出现便秘，甚至两三天不解一次大便，就非常容易感冒！

1岁以上的儿童，更应该每日大便1次。做家长的，不仅应该观察孩子大便的次数，还应观察大便的质地、气味，大便时是否费力努挣等。

有的家长说自己的孩子2～3天大便1次，而且干硬，大便时需要用力挣

出。有的孩子用力大便时会憋得满脸通红，有的孩子还会挣得两眼流泪，还有的孩子出现肛门疼痛，甚至出现肛裂，大便带有血丝。

严重情况下，孩子数日不大便，大便干结呈"粪球"，有的"粪球"较大，有的"粪球"较小，像山羊的粪便，中医有一术语"大便干结如羊屎"。如果出现这种情况，就表示便秘严重、内火严重。

为什么孩子容易出现便秘？

饮食结构不合理

孩子的饮食结构不合理是造成便秘的一个最主要的原因，这也是一个社会问题。现在的孩子大多十分娇贵，许多家庭是"四二一"模式：爷爷、奶奶、外公、外婆，爸爸、妈妈，孩子。孩子大部分是独生子女，父母本身就对孩子疼爱有加，父母之上的那四位就更不用说了，隔辈疼，真正做到了"再穷不能穷孩子"。况且，现在都富裕了，物质生活极为丰富，真是想吃什么就吃什么，许多孩子吃肉太多，吃鱼虾太多，吃蔬菜、粗粮太少，所以常常食积化火，以至于肠道津液匮乏，大便干结难下。

有一名4岁患儿，经常感冒，外公、外婆带着孙女来看门诊。一番交流后得知：老两口退休了，闲着没事，正好含饴弄孙，享天伦之乐。老两口对孙女真是无微不至的关怀。孙女吃饱了，不愿意吃了，奶奶还端着碗，追着孙女喂饭，就怕吃不饱，以致孩子经常大便干结，口舌生疮，发热、咳嗽。我告诉他们，孙女吃饱了，不愿意吃了，就不要再喂饭了。孙女经常感冒可能因为他们给孙女喂饭太多，食积化火所致。我建议这对老夫妻不要怕孙女吃不饱，孙女不愿意吃就不要再喂了，现在这个年代无论如何是饿不着孩子的。这对老夫妻按我说的去做，孙女果然很少感冒了。

许多孩子偏食，没有肉就不吃饭。有的家长还认为是好事情，喜欢吃肉，好啊，长得高，长得壮。"外国人为啥长得高大、健壮？就是因为人家经常吃肉。"这种说法虽有一定的道理，但也要根据孩子的具体情况而定。外国人长得高大不仅仅与吃肉多有关，与人种、遗传等都有关。吃肉多，内火一旺，就要生病了。发热、咳嗽、厌食，几天恢复不过来，那就会耽误孩子生长，得不偿失了。蔬菜、粗粮中含有大量的纤维素，这些食物有促进孩子大便的作用。水果中含有较多的水分，也可起到软化大便的作用。如果孩子大便干结难下，可以适当地多吃蔬菜、水果、粗粮，减少肉类的摄入量。

虽然孩子处在成长期，需要较多的蛋白质，但也不能过多地吃肉。人体所需蛋白质的量依赖正常的饮食就足够了，过多地摄取蛋白质不仅对人体无益，反而有害。

生活环境的改变，容易导致孩子便秘

孩子适应环境的能力较差，有时生活环境改变，孩子不能适应，也会出现大便干结。

我有一个亲戚在北京工作，有一年他回乡探亲，带着两个孙子，小孙子才7岁。从城里来到农村，看到什么都新鲜，玩得很开心，就一点把孩子难住了，那就是蹲厕所。农村的厕所不如城里的干净，孩子就是不大便。3天不大便，内火蕴结，导致孩子感冒发热。老先生本想带着孙子在老家多待些日子，结果孙子受不了，只好匆匆回京。

去年夏天，我带儿子去海边的渔村住了几天。凉爽的天气，蓝天、白云、大海，很是惬意。唯一的遗憾，就是村子里的厕所很成问题。大人的适应性较强，儿子就不行了，就是不去厕所大便，我只好每天给儿子服用两包黄连上清丸，促使他有便意，迫使他每天大便。村后的玉米地边，空气清新，没有臭味，也很僻静，可是有苍蝇，儿子又提出条件：让我帮他赶苍蝇。我不仅要帮他找好地点，还必须帮他赶苍蝇，给儿子当爹真不容易！但是必须这样做，不然，儿子两天不大便，很快就会积起内火，随之就会感冒。

好多孩子都非常爱干净，不愿意在学校、幼儿园的厕所解大便。有的孩子虽然有了便意，因为在学校或者在幼儿园就忍着，等回家再蹲厕所。可等回到家中，却没有便意了，这样常常导致孩子大便干结。

便秘的危害

人每天要吃饭、喝水，吃进去的饭、喝进去的水进入胃。胃就是一个"大饭袋"，中医上称为"水谷之海"。通过胃的蠕动，再加上胃液的混合，形成食糜，进入小肠、大肠，把人体需要的物质细化吸收，化生人体的气血，分布到人体的各部分，营养人体。那些不被吸收的物质即叫"食物残渣"，在肠道内成形，变成大便，排到体外。从口开始，一直到排便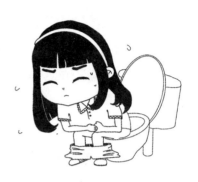的肛门，这是一个非常通畅的管道系统，即"消化道"。大便不通畅，中医上讲就是"腑气不通"。就好像汽车过隧道，隧道的出口堵塞，入口的车辆还能进去吗？肯定进不去了。反映到人体上，几天不排大便，人就没有胃口，不想吃饭。很多车辆停滞在隧道中，产生大量的热量，又排不出去，肯定温度升高，反映在人体上，大便数日不通可导致体内的热邪没有出路，蓄积化火，以致火热内盛；火热内盛，熏蒸于上部，就会出现口舌生疮、口中异味、面部痤疮等。

内火生成后，人就很容易感冒。听了我的课后，很多家长才反思：对啊，以前不了解大便与人体健康这么息息相关，现在才明白为什么孩子大便干燥几天就要感冒。以前也注意到了这个现象，却不知道其中的道理，所以也不会预防。

治疗大便干结的常用药物

大便干结难下时，可以服用以下药物：王氏保赤丸、小儿七珍丹、黄连上清丸、防风通圣丸、三黄片等。

王氏保赤丸

王氏保赤丸的创始人姓王，叫王胪卿，江苏南通人。南通人杰地灵，历史上名医辈出。王胪卿老先生是清道光年间南通名医，王氏保赤丸是其配制的儿科秘方。王氏医术代代相传。新中国成立后，王氏医术的传人，其嫡孙王绵之教授将秘方公之于世，造福于患儿。病家使用后，对该药倍加赞誉。王绵之教授任教于北京中医药大学，为著名中医学家、方剂学家，曾经运用中医药为"神六""神七"宇航员的健康做出了卓越贡献，被评为首届"国医大师"。

【药物成分】大黄、黄连、巴豆霜、川贝母、制南星等。

【性状】本品为朱红色极小丸；气微；味微苦。

【药性】偏于寒凉。

【功能与主治】通大便，以祛滞、健脾、祛痰。用于小儿乳滞疳积、痰厥惊风、喘咳痰鸣、乳食减少、吐泻发热、大便干结、四时感冒，成人肠胃不清、痰食阻滞者亦有疗效。

【用法与用量】乳儿可在哺乳时将药丸附着于乳头上，与乳汁一同呷下。若哺乳期已过，可将丸药嵌在大米饭或馒头中一齐服下；6个月以内婴儿每次服5粒；6个月至2周岁每超过一个月加1粒；2～7岁每超过半岁加5粒，温水冲服即可；7～14岁每次服0.15克；成人每次服0.3克；轻症一日1次，重症一日2次或遵医嘱。

7～14岁少年或者成人，可以改服黄连上清丸或者防风通圣丸。

小儿七珍丹

相传在清乾隆年间，有一名宫廷太监，姓韩，河北武强人，祖上世代为医，在皇宫当差，甚为勤快。韩太监置身宫廷，虽不是御医，但因通晓医理，精于医术，加之聪慧过人，深得皇室家族赏识。在皇宫大院经常有皇室婴儿患高热不退、夜啼不安，甚至惊风、抽搐等急性热病，宫中御医时以白虎汤、犀角地黄汤等清热、熄风之剂，有时难以奏效。此时有人推荐通晓医理的韩太监诊治。韩太监给患儿服用祖传的药丸。患儿服后，少则1天，多则3天，热退神清，啼止便通，平安入睡，且饮食增加，恢复较快。慢慢地韩太监的医术在宫内颇有名气。此后但凡小儿发热不退，惊风抽搐，只要服韩太监的药丸，往往药到病除。韩太监因而受到皇室家族的宠信，由此也受到太医及宦官的嫉妒讥笑、讽刺挖苦，并屡遭暗算。韩太监自知无法脱离红墙之内，同时无法摆脱奸宦之害，为使祖传秘方不至失传，将秘方传于郝姓同乡，以绢赠之，并书写上"欲儿安，七珍丹"，又书写上"天（天麻）、犀（犀角）、羚（羚羊角）、牛（牛黄）、麝（麝香）、蟾（蟾酥）、沉（沉香）"。郝氏为免遭官祸，借故辞去宫中差职，远迁于山西绛州安家落户。为纪念朋友赠方之恩，郝氏在山西绛州开了一个药店，永作纪念。郝氏的后代将此药方代代相传于今。故小儿七珍丹遂成为山西绛州一大名药，家喻户晓，广流民间，常用不衰，被誉为儿科良药，并有"若要小儿安，月月离不开七珍丹"之说。

【处方】雄黄960克　　　　天麻240克　　　　天竺黄480克

　　　　全蝎480克　　　　僵蚕（炒）480克　清半夏240克

　　　　钩藤240克　　　　桔梗240克　　　　黄芩240克

　　　　巴豆霜720克　　　胆南星480克　　　蝉蜕240克

　　　　蟾酥（制）2.8克　沉香80克　　　　　羚羊角粉4.5克

　　　　人工牛黄13.3克　　麝香13.3克　　　朱砂1000克

　　　　水牛角浓缩粉160克

【规格】每100粒重0.628克。

【性状】本品为朱红色的包衣水丸，除去包衣后显黄色；气芳香，味凉、微麻。性寒凉。

【功能与主治】消积导滞，通便泻火，镇惊退热，化痰熄风。用于小儿感冒发热，夹食夹惊，乳食停滞，大便不通，惊风抽搐，痰涎壅盛。

【用法与用量】每日只服1次，积食严重者，最多连服3日；用白开水或糖水送服（可暗投入食物中或同乳共服）。清晨空腹服用效果最佳。

1～2个月小儿：1次服3～4粒。

3～4个月小儿：1次服5～6粒。

5～6个月小儿：1次服6～7粒。

7～8个月小儿：1次服8～9粒。

9～10个月小儿：1次服11～12粒。

11个月和满周岁小儿：1次服15粒。

两岁小儿：1次服20粒。

3～4岁小儿：1次服25粒。

5～6岁小儿：1次服30粒。

7～8岁小儿：1次服35粒。

9～10岁小儿：1次服40粒。

10岁以上者：1次服40粒，或遵医嘱。

【保健用量】正常儿童可按治疗用量，每半月服1次，可防止因积食引起的诸多疾病。

【注意事项】无大便干结者忌服，腹泻者忌服。个别小儿服后有腹泻或腹中隐隐作痛现象，这是小儿七珍丹药理作用的结果，服药后3～5小时开始腹泻，2～3次后自行停止。

王氏保赤丸与小儿七珍丹的安全性

有一段时间，网络上有一篇文章说王氏保赤丸、小儿七珍丹有毒。之所以说其有毒，主要是因为其中含有朱砂，朱砂的主要成分是硫化汞。重金属汞能对人的神经产生毒性作用。事实真的是这样吗？《本草逢源》记载：丹砂入火，则烈毒能杀人，急以生羊血、童便、金汁等解之。现在化学知识也揭示出朱砂在高温状态下才可分解为重金属汞，这种重金属对人体会产生毒性。朱砂有一定的毒性，古人已经认识到，所以在本草书中大多都记载朱砂特殊的炮制方法，即"水飞法"。什么是水飞法呢？就是将不溶于水的药材与水共研细，加入大量的水，搅拌，较粗粉粒即下沉，细粉混悬于水中，将混悬液倒入另一容器，沉淀，将沉淀物分出，再干燥，即成极细的粉末。这种炮制方法避免了朱砂遇热分解成汞，保证了朱砂的安全性。

另外，人体内汞的浓度达到一定程度才能对人体产生毒性。毒性试验表明，本品最大耐受量相当于临床用量的1000倍，这足以证明这个药物的安全性。况且这两种药物都不是长期服用，只是在大便干结的情况下才能服用，泻下大便后即可停用。因此，只要掌握了适应证，短期服用，一般对人体不会产生毒副作用。

增液汤

如果大便干结难下，两天或者数天1次，除以上方药外，还有一个方剂，方名为增液汤。这是著名的清代医家、温病学派的代表人物吴塘（字鞠通）创制的方子，体现了"增水行舟"的治法。这位老先生认为大便之所以干结难下，是因为肠道中津液亏虚，就像河道中没有水，船就无法行走了。因此，欲使大便通畅顺利，必须滋阴养液。

增液汤：

玄参10～40克　生地10～40克　麦冬10～40克　罗汉果1个

加水600毫升，煮取450毫升，每日可分数次服尽。直到患者大便稀溏、每日行1～2次，即可以停用。

方中重用玄参，咸而凉，滋阴润燥；生地甘而寒，清热养阴，壮水生津，以增强玄参滋阴润燥之力；肺与大肠相表里，故用甘寒之麦冬，滋养肺胃阴津以润肠燥。三药合用，养阴增液，使肠燥得润、大便得下。原方没有罗汉果，因为罗汉果能够养阴清肺，性寒味甘，可使整个方子味道甘甜，适合儿童服用，故后人加入。

两个民间小验方

咸菜条

这是我朋友的一个验方，也是祖辈留下的育儿智慧，只不过渐渐地被人遗忘了。因为这个方法取材方便、行之有效，我把它介绍给大家。朋友小的时候，父母被下放到边疆，他到乡下跟姥姥生活。在乡下时，为了补充营养，总是喝羊奶。羊奶是热性的，喝得他内火太盛，大便总是干结不下。他的姥姥有一妙招，屡用屡效。那个年代，农村副食蔬菜很少，家家都腌制一缸老咸菜。捞一块老咸菜，切一根小手指粗细的咸菜条，有五六厘米长，塞进肛门。30～60分钟，大便就会排出。

其实，这是利用了渗透的原理，老咸菜的盐分使体液渗入到肠管中，这样使大便湿润、软化，顺利排出。

肥皂条

方法同上。将肥皂切成小手指粗细的细条，五六厘米长，塞入肛门中，大便即可泻下。

当然，开塞露也可以使用。上述办法只不过属于应急之法，要想解除便秘问题，还必须改善饮食结构，养成定时排便的好习惯。

巧吃水果能通便

人们都知道，多吃一些水果蔬菜，以增加大便的纤维素、水分的含量，这样就能预防大便干结难下。水果，顾名思义，就是指含水量丰富的果子，像梨、西瓜、草莓、苹果等，不仅含水量丰富，而且含有丰富的纤维素，有较好的通便作用。水果有通便作用，那干果是否有导致便秘的作用呢？像花生、腰果、杏仁、葵花子、核桃、榛子、板栗等，含水量很少，所以被称为"干果"。这些干果不仅含有丰富的蛋白质、维生素，而且含有大量的油脂，这些油脂也有一定的润肠通便作用。但是儿童便秘大多是由于内火炽盛、肠道津液亏损所致，还是多吃水果更为有益，从中医的角度讲，水果还有清热生津的功用。

苹果

可以给婴幼儿喂一些苹果泥，用勺子在果肉上轻轻地刮几下，就会形成果泥，一边刮一边喂，量由家长掌握。年龄大些的儿童可以自己吃苹果，效果更好。最好不要让婴幼儿喝苹果汁，这样会损失许多粗纤维，降低了通便的作用。

香蕉

香蕉是公认的具有润肠通便作用的水果，性寒味甘，清热解毒、润肠通便、润肺止咳等，属于优质水果，而且价廉。不过，香蕉性质偏寒，胃痛腹凉、脾胃虚寒的人应少吃。香蕉几乎含有所有的维生素和矿物质。香蕉含有相当多的钾（一根中等大小的香蕉含有451毫克钾）和镁。钾能防止血压上升及肌肉痉挛，有一定的降血压作用，而镁则具有消除疲劳的效果。

梨

梨，味甘甜，性寒凉，可以清热泻火，增液生津，有很好的润肺止咳、润肠通便的作用。有的人对梨还特别敏感：曾经有一位老者，身体健康，大便正常，但是不能吃梨，只要一吃梨，就一定腹泻。梨的通便作用还真是明显。大便干结、便秘的患儿每天吃一两个梨，起到较好的通便作用。

草莓

草莓早就享有"水果皇后"的美称。草莓味甘、性凉，有润肺生津、健脾和胃、润肠通便等功效，饭后食几颗草莓，有助于消化。草莓中含有抗癌成分，可抑制肿瘤细胞的生长。草莓含有丰富的维生素和矿物质，还含有葡萄糖、果糖、柠檬酸、苹果酸、胡萝卜素、核黄素等，可以防治牙龈出血，促进伤口愈合，并会使皮肤细腻而有弹性。吃草莓要注意：草莓一定要洗净，不吃畸形草莓。

西瓜

西瓜以前属于时令水果，是夏季的主打水果，现在随着交通运输业的发达，一年四季都可以吃到西瓜。西瓜又称为"寒瓜"，还有一称号"天然白虎汤"，是指其寒凉之性，所以西瓜能清热生津、消暑止渴，还能够润肠通便。但脾胃虚寒的人要少吃。曾有一名脾胃虚寒的多涎症患儿，只要一吃西瓜，口水就增多，大便就不成形，解便次数也增加。后服用附子理中丸治愈。

火龙果

火龙果为著名水果，肉质清淡，口感香甜，爽口多汁，营养丰富，是仙人掌科蛇鞭柱属的攀援肉质灌木的果实，原产于墨西哥等地，主要生长在季节性干旱的热带生物群落中，后来引种到中国。从中医的视角来看，火龙果性寒，味甘，能够清热解毒，润肺止咳，润肠通便，适合于肺热肠燥的便秘患者服用。

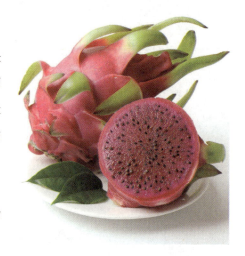

按摩亦可助通便

摩腹

摩腹就是用右手掌贴在患儿腹壁上，按顺时针方向，沿升结肠、横结肠、降结肠的顺序，按摩100～300圈，至腹部柔软为止。注意不要用力太大，力度的大小以患儿感到舒适为宜。

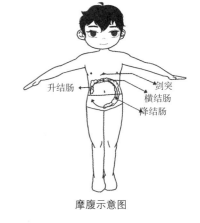

摩腹示意图

推腹

这种推腹方法比较简单，不用润滑剂。用掌根沿着由剑突至耻骨联合的方向从上向下连推3～5次。

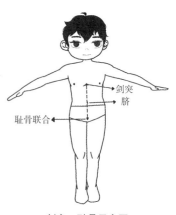

剑突、耻骨示意图

推七节骨（尾骨）

用手着力于腰骶部下七节骨，自上而下直推2～3分钟，至局部皮肤发红。注意不要用力过猛，损伤皮肤。

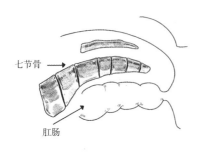

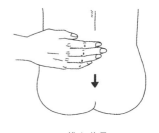

推七节骨

第三章　宝宝感冒的前奏曲

中医看病讲究望、闻、问、切。望气色、望神、望舌，闻声音、闻气味，问症状、切脉，触摸病痛处及腹部等是中医最常用的诊断方法。在四诊中，望诊位列第一，是最重要的诊断手段，古人有"望而知之谓之神"之说。很多人在看病时，有一种误解，认为脉诊最重要，见到医生，一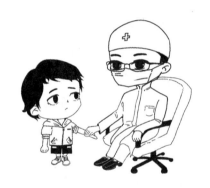言不发，手腕一伸，请医生摸脉，摸完脉后，请医生说病。若医生诊脉后说出的症状与患者的自觉症状相符合，患者即认为医生水平高，值得信赖；不然，可能就不会吃这位医生开的药了。其实，一个有经验的医生通过望诊就能把患者的症状说个八九不离十，再加上脉诊，准确率就更高了。

老年朋友见面常说："最近气色不错啊！"气色是个非常重要的东西。中国有个成语叫"神清气爽"。神与气关系密切，气足则神旺，眼睛明亮，炯炯有神；气衰则神志萎靡不振，恹恹欲睡。面色也很重要：面色红润，代表气血充足；面色萎黄或者苍白，则代表血虚不华。望诊、闻诊最实用，也比较容易掌握。而脉诊比较难掌握，即使专业中医师，熟练地运用脉诊也有一定的难度。许多脉诊的专著都这样说："心中了了，指下难明。"脉理、脉诀背得很清楚，手指却不一定摸得准确。

因此，我认为重点要教会年轻的父母学会一点望诊的常识。了解了这些常识，父母在日常生活当中就能及时地观察宝宝气色的变化，从而尽早发现宝宝身体的不适，以便及早制定对策，防患于未然。

一个月光皎洁的晚上，我与夫人去散步，夫人说，今晚月亮周围有月晕，明天肯定要刮风。这就是典型"月晕而风"，还有下半句叫作"础润而雨"。这里的"础"，是指以前盖房子打地基用的石头，我们现在经常说的"基础"就是由此而来。石头湿润了，就说明天要下雨。"月晕而风，础润而雨"这个成语就说明任何事情发生之前都是有先兆的。

十多年的临床实践与养育孩子的经验告诉我：孩子在感冒前是有征兆的。也就是说，感冒不是无缘无故地就找上门来，在感冒之前，孩子的身体状态已处在濒临感冒的边缘，而且有迹可循。

苍蝇不叮无缝的蛋，蛋裂了缝是基础，用哲学的词汇讲，就是内因；蛋变坏，苍蝇是外因。内外因相互作用，蛋才能变质、变臭！

感冒也是一样，内因就是身体状态，自身的身体状态不好是基础；外感风寒之邪是条件，是外因。自身身体状态好，即使触冒风寒，也不会感冒，中医上讲"正气存内，邪不可干"。

就孩子感冒来说，结合我自己多年来的经历，火热内存与食积胃肠就是感冒的基础，是内因，外感风寒是条件，是外因。难怪许多家长感叹，因怕孩子感冒，及时地给孩子添加了衣物，可是，防不胜防，孩子还是感冒了。一个最主要的原因，就是孩子具备了感冒的基础——体内火邪或者食积已经形成。体内火邪与食积形成后就会表现出各种症状，这些症状就是孩子感冒的先兆。

那么，孩子感冒之前有哪些征兆呢？

较常见的共有七大征兆。

眼　眵

我们的眼睑上长有一种腺体，叫作"眼睑板腺"。眼睑板腺开口在眼睑缘上，排成整齐的一行，上眼睑板腺30～40个，下眼睑板腺20～30个。眼睑板腺分泌出的油脂可以滋润睑缘，防止泪液外溢而侵蚀皮肤。我们晚上睡觉时，这些油脂可以使眼睑闭合得更加紧密，防止泪液蒸发，不致造成角膜干燥。当这些油脂与白天进入眼睛里的尘土以及泪水蒸发后的残留物混合在一起时，就形成了所谓的"眼眵"（有的地方也称为"眼屎"或"眵目糊"。）

如果孩子突然有很多眼眵，同时还伴有眼睛刺痒、发红，那就要去医院检查，看是否得了"红眼病"。

一般情况下，眼睛没有毛病的人很少有眼眵，甚至见不到。可是有的人睡醒后眼角满是眼眵，眼眵太多的时候，甚至把眼睑黏住，使眼睑不容易张开。如果不伴有眼睛刺痒、发红等眼睑、结膜发炎症状时，眼眵太多就是肺热的一个典型表现。同时会伴有大便干结、口臭、舌质红、苔厚等症状。

孩子早晨起床时，眼眵非常多，睁眼的时候非常费劲，家长需要用毛巾给他擦一下才能让他睁开眼，这就说明孩子的肺热已经形成了。如果不及时清除肺热，那么只要稍微伤风，孩子很快就会感冒的。

处理对策：

孩子如果吃母乳，母亲一定要注意，不要吃辛辣的食品，不要吃易上火的食品，诸如羊肉、狗肉等，因为母体内的火热之邪会通过奶水传递给孩子。古人讲："母食热则乳热，母食寒则乳寒。"前些日子，一个6个月大的孩子便秘，五六日不大便，口中酸臭味，舌苔厚。我看了后说，孩子内火太大，才导致大便干结，数日不大便。孩子妈妈问："这么大的火是怎么形成的？"我解释说："一方面，孩子先天性的火热体质，另一方面，与后天的饮食和添减衣被的情况有关。孩子的饮食与母乳有关，而母乳又与妈妈的饮食有关。"听到这些话，孩子妈妈回忆说："我上周吃羊肉火锅，还吃些辣椒。"是啊，哺乳期的孩子突然的便秘与妈妈吃火锅、辣椒的关系很紧密。为了孩子健康，处在哺乳期的妈妈以后要注意饮食了。

母食热则乳热，母食寒则乳寒

母亲经常食用譬如羊肉、牛肉、鹿肉、辣椒、胡椒、人参、干姜、肉桂、川椒等温热性的食物、药物，母乳的性质就会变成温热之性，孩子食用这样的母乳就会上火；母亲食用西瓜、苦瓜、黄连、黄芩、金银花、连翘等这些寒性的食物或药物，母乳就会变成寒凉之性，孩子食用这样的母乳就会脾胃中寒，可能出现腹痛、腹泻等症状。这里的寒与热，并不是指温度，而是中药的"四气五味"的"四气"，即寒、热、温、凉。

 小贴士

哺乳期母子注意事项

1. 哺乳期母亲饮食要清淡。

2. 襁褓中的孩子不宜裹得太厚，生活中的儿童不宜穿得太厚，与大人穿的衣服薄厚差不多即可，孩子一般不会冻着。穿衣太厚，也会导致体内热邪蓄积。

3. 母亲饮食要清淡、适量。肉不能不吃，但不能以肉为主食。

4. 孩子晨醒时有眼眵可以用干净的湿毛巾擦拭眼睛，或者用消毒棉签蘸点温开水及时清理干净。

5. 孩子内火重，按医嘱服用清热解毒口服液、王氏保赤丸、小儿七星茶等药物。

6. 母亲内火重，用金银花10克、冰糖两三块，泡服代茶饮。

口　臭

口臭是孩子的常见症状。孩子的生活习惯（睡前刷牙、漱口）没有变化的情况下，有时有口臭、有时没有口臭。为什么？有人说了，可能有龋齿。孩子没有龋齿的情况下，又是为什么？主要是饮食因素所致。孩子偏肉食，或者暴饮暴食，都会导致食积，食积后逐步化生热邪、火邪，出现口臭。

我很注意孩子口臭的情况。家长与孩子一起玩的时候，靠近孩子的小嘴，一旦闻到酸臭味或者臭烘烘的味道，就要高度警惕了：孩子几天没大便了？孩子正常情况下，每日大便一次，如果两三天不大便，小嘴就会臭烘烘的。中医上讲"腑气不通，浊气上逆"。这个时候孩子往往吃饭不好，因为内热形成以后影响到他的食欲。再一个孩子喜欢喝冷饮，他不喜欢喝热水而喜欢喝冷饮，为什么呢？这是因为有了胃热。抓紧时间给孩子服用王氏保赤丸或小儿七珍丹、防风通圣丸、黄连上清丸等药物，大便一通，口臭就消除了。口臭消除就说明孩子的内火已清。

如果孩子口气呈酸腐臭味，近期有暴饮暴食的经历，舌苔厚腻，就要考虑食积口臭。这时服用大山楂丸或小儿消食片，就可以消除口臭。

口臭消除了，说明人体内环境恢复了清静，这样就不会感冒。

很多家长在听了我的讲座后，才忽然回忆道："还真是这样，我孩子只要出现口臭，不出三五天，那肯定要感冒了！"根据我的指导，很多家长在闻到孩子口臭后，就及时地给孩子服用一些消食化积的药物、清热解毒的药物，孩子就能长时间不感冒。

口腔溃疡

很多发热、咳嗽的孩子伴有口腔溃疡，有时口腔溃疡出现在发热、咳嗽之前。有一个小男孩，10岁，特别喜欢吃肉，一顿饭没肉，他就不吃饭。每隔7天左右，他必定要发热，好的时候能间隔两周。只要他发热就必须输液，这种状况已经持续了3年。孩子的手上布满了输液时留下的针眼痕迹。我仔细察看了他的舌象、咽部，发现孩子的口腔多处溃疡。孩子的爸爸补充说："孩子每次发热前都喊嘴巴痛，都长口腔溃疡。只要有口腔溃疡，肯定要发热。"这不是典型的火热内盛吗？我告诉孩子的爸爸，一定要改变孩子的饮食习惯，肉吃多了很容易食积化热，导致发热。因此，孩子应调整饮食结构，该多吃蔬菜、水果、主食，少吃些肉。然后我开了一些清热解毒、消食化积的药物，孩子连用了两周，已经二十多天不发热了。

咽痒、咽痛、咽部充血，扁桃体肿大

咽为呼吸通道。如果肺部有热邪向上熏蒸，那么咽部一定在劫难逃，最常见的症状就是咽痒、咽痛，检查时会看到咽部色红，充血较严重，有时扁桃体会出现肿大。

去医院看病时，医生通常会左手持手电筒，右手持压舌板，让患者发出"啊——"的声音，主要是观察咽部充血与扁桃体肿大的情况。如果出现上述症状，说明肺热形成。这时如果感冒了，那肯定属于肺热感冒；如果还没有感冒，那可能很快就会发生。

当然，这几种症状不一定同时出现，出现单一症状也能反映问题之所在。如果能及时处理，就能将感冒遏制在萌芽状态，避免出现感冒及其严重并发症（譬如肺炎、支气管炎、心肌炎等）。

咽部望诊是区分风寒感冒、风热感冒的一个非常有价值的诊断手段。一般来说，风寒感冒，咽部基本不充血，也不伴有上述的咽部症状；风热感冒患者咽部充血明显，伴有上述的咽部症状。

所以我说现在的感冒很少有单纯的风寒感冒，大多数感冒为"寒包热"，也就是医家常说的风热感冒。

唇红如妆与弄舌

很多小孩的口唇像抹了口红一样，特别鲜红，称为"唇红如妆"，而且还干燥，失去了润泽。严重时，还会出现口唇的干裂出血。因为口唇太干燥，小孩会感到不适，有的孩子用舌头反复舔弄口唇，中医称"小儿弄舌"，那么这个时候多数是标志着孩子的内热（火）已经形成了。

有的家长给孩子抹点润唇膏，能起到一定的滋润作用，但是更重要的是清除体内的火热之邪，这才是治本之计。

治疗小儿弄舌常用的方药：

加味导赤散

【处方】生地20克　　　竹叶10克　　　生甘草6克

车前子15克　　麦冬30克

水煎服。

【功能】泻心火。

泻黄散

【处方】山栀12克　　　生石膏40克　　知母15克

生甘草6克　　　藿香9克

水煎服。

【功能】泻脾胃火。

代茶饮方

【处方】麦冬9克　　　菊花6克　　　竹叶6克　　　金银花6克

冰糖适量，开水冲泡，代茶饮。

舌象的异常

我们看中医的时候，中医大夫都要让患者伸出舌头看一看，这就是望舌。望舌包括望舌苔、望舌质。

知常达变。欲知道异常的舌象，那就需要了解正常舌象。正常舌是什么样的呢？正常的舌质应有生气和光泽，即所谓荣润红活，舌色呈淡红色。舌面上有一层薄薄的白色苔，平铺舌面，颗粒均匀，干润适中。

观察小孩舌象需要注意哪几个方面呢？第一个就是舌质。舌质就是小孩舌头的颜色。若舌肉的颜色特别鲜红，就称之为"舌质红"，这就是上火的症状了。有的孩子整个舌体不是很红，单纯出现舌尖红或者舌的边缘红，称之为"舌边尖红"，这也是孩子上火的一种表现。再一个就是观察舌苔。一般情况下孩子的舌苔是非常薄的一层，颜色呈白色。舌苔的厚薄，以"见底"和"不见底"为标准，若透过舌苔能隐隐见到舌体，为"薄苔"，不能见到舌体为"厚苔"。如果孩子的舌苔一看是白白的一层或者黄黄的一层，看不到舌体，这时称之为"白厚苔"或者"黄厚苔"。无论黄厚苔还是白厚苔，如果出现在儿童身上，多数为食积或者内火。这时还可能伴有腹胀、口臭、口腔溃疡（口腔黏膜的溃疡或者舌尖、舌体的溃疡），揭示了孩子的内热已形成。

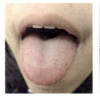 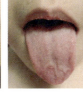 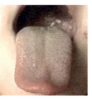 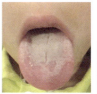 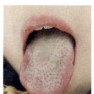

图1　正常舌象　　图2　舌质红　　图3　黄厚苔　　图4　黄厚苔　图5　黄厚苔 唇红如妆

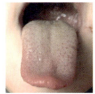 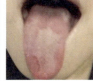 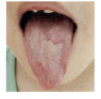 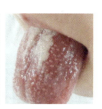

图6　黄厚苔　　图7　地图舌　　图8　地图舌　　图9　地图舌　　图10　杨梅舌
（苔剥脱）　　（苔剥脱）　　（苔剥脱）　　（苔剥脱）

有的孩子舌苔出现部分不规则的脱落，舌苔脱落的部分露出舌的底色，看起来斑斑点点，所以称"花剥舌"；因为脱落的舌苔边缘不规则，参差不齐，又称为"地图舌"。许多医书上认为这是阴虚所致。其实据我的观察，这些"地图舌"大多数还是实火伤津、伤阴而成。治疗仍然以泻火为主，绝不能以滋阴为法。"地图舌"再继续加重，剥脱面积越来越大，整个舌体原形毕露，舌体表面光滑如镜，就成了"镜面舌"。不过这种镜面舌在孩子身上很少见到。

一个4岁患儿，反复感冒、咳嗽，被诊为支气管哮喘。父母很担心哮喘影响患儿的成长，决定吃中药治疗。我一看患儿舌象，舌质红，舌苔部分剥脱，典型的"地图舌"，就用了一些甘寒的清热药物与宣肺平喘的药物治疗，很快就消除了咳喘，患儿的舌苔也恢复了正常。在这次看病的过程中，患儿的妈妈也学会了识别"地图舌"，并且学会了对付"地图舌"的方法。一看到孩子出现"地图舌"就及时治疗，孩子已经半年多没感冒了，哮喘也未发作！

大便干结难下

正常情况下孩子每天大便一次；质地正常，不干硬，不溏稀；大便时不费时、不费力。曾经有一本书上介绍最正常的大便应呈"香蕉"状。大便干结的儿童有一个特点，即解大便的时候都非常费劲。我不知道家长注意没注意这个方面，有的孩子解大便的时候小脸憋得通红通红的，甚至把眼泪都憋出来了，或者出现肛裂、肛门疼痛、大便带血，有的孩子两三天大便一次。如果出现这些情况，说明孩子的内火已经相当大了，这个时候应及时服用一些药物把内火清除掉（如何治疗大便干结，参考本书第二章）。

上面介绍了孩子感冒的7大征兆，这样，家长观察孩子时才有针对性，才能够提前发现孩子感冒的征兆，及时进行预防。不要等到孩子感冒了以后再去治疗，那时候就更麻烦了，不仅家长多花钱、孩子多受罪，还有可能产生许多后遗症。这就是目前极为提倡的"治未病"。

比扁鹊医术高明的大夫

魏文王问名医扁鹊说："你们家兄弟三人，都精于医术，到底哪一位最好呢？"

扁鹊答："长兄最好，中兄次之，我最差。"

文王再问："那为什么你最出名呢？"

扁鹊答："长兄治病，是治病于病情发作之前。由于一般人不知道他事先能铲除病因，所以他的名气无法传出去。中兄治病，是治病于病情初起时。一般人以为他只能治轻微的小病，所以他的名气只及本乡里。而我是治病于病情严重之时。一般人都看到我做的在经脉上穿针管放血、在皮肤上敷药等治疗，所以以为我的医术高明，我的名气因此响遍全国。"

未病先防很重要

《黄帝内经·四气调神大论》说："圣人不治已病'治未病'，不治已乱治未乱，此之谓也。夫病已成而后药之，乱已成而后治之，譬如渴而凿井，斗而铸锥，不亦晚乎？"这段文字是说高明的医生之所以高明，在于他能够在疾病尚未形成时、刚出现征兆时就去干预，尽量避免疾病的发生。好像丞相治国，发现了导致社会动乱的因素就要及时解决，而不是等动乱起来再用重兵去平息。病已经生成了再去治疗，动乱形成了再用重兵去平息，这就好像口渴了再去凿井，兵临城下了再去造兵器，这个时候已经有点迟了。由此也提示我们，尽可能地去"治未病"，在孩子还没有感冒之前，要及时地发现孩子感冒的前兆或者叫征兆，出现这个征兆之后，我们及时地给他做一些处理，这样就不发生感冒了。尽可能地避免感冒给孩子身体造成的危害，因为感冒而一命呜呼的孩子也并不少见，这样的事例新闻多有报道，值得我们反思！真正地医术高明的好医生是教会人们防病的方法，让人不患病，也就是未病先防。

这七大征兆从中医的病因病机学来讲都归结于肺热。那么出现这七大征兆之后，我们就要及时地清除肺热。

第一点还是要注意饮食。如果孩子出现了这七大征兆之后，就标志着内热形成了。那么饮食方面需要注意哪些呢？我刚才讲了，鸡汤这个时候是绝对不能喝了，海参也不能吃了，还有其他温补的东西，特别是我们通常吃的具有温补阳气的一些肉类，像羊肉、狗肉、鹿肉等，这些都不能吃了。这个时候还要注意什么呢？注意孩子的饮食一定要清淡、适量。以蔬菜为主，多食易消化的食物。

还有一点就是厌食问题。孩子如果不愿意吃饭，近两天的大便干了、口也臭了，这个时候就不要强迫他再吃了。出现这些情况以后，可以及时选用一些中成药。如服用一些王氏保赤丸或者是小儿七珍丹，还有小儿清热化痰口服液、小儿清热解毒口服液（如防风通圣丸、黄连上清丸）。这些中成药主要用来解决孩子大便干燥、便秘的问题。孩子大便干燥说明了什么呢？说明内火没有出口了，如果这时候给孩子服药让孩子拉肚子，每天拉上两三次，这样给体内的热邪一个出路，让体内的热邪排泄出去，反而能够预防感冒。

如果服用了我上面说的这些药物，还不能解决大便干燥的问题，那怎么办呢？我在这里给大伙儿介绍一个专门用来软化儿童大便的小验方。这个小验方既能够清热又能够通便，而且口感非常好，甜甜的，孩子非常喜欢喝。这个小验方非常简单，一共由四味中药组成，一味是麦冬、一味是生地、一味是玄参、再一味就是罗汉果。它们的用量各是多少呢？麦冬10～40克、生地10～40克、玄参10～40克、罗汉果1个。这是1服药的量，1天喝1服就可以了。煎到多少升呢？大约煮取500毫升。孩子喝水的时候就用这个药液来代替，只要把这个药液喝进去，孩子的大便一般两三天就会通畅。

我有个同事，就把孩子保养得特别好，一天到晚都是泡罗汉果、煮梨水给孩子喝，因此孩子很少感冒。梨既是水果，也可入中药。比如说这个梨皮、梨汁都可入药。治疗燥咳有一道方子叫"桑杏汤"，方子中就有梨皮；还有一种既是药物又是食品的东西，叫"秋梨膏"，主要成分就是以梨为原料制成的。梨的清热化痰作用非常明显，天天喝梨水对预防感冒非常有用。梨成熟于秋天，禀秋天清凉之气，因此，梨性寒凉，脾胃虚寒、大便溏泻之人吃梨容易腹泻。《红楼梦》中的胡庸医开了一服"疗妒汤"，就是用冰糖煮梨水喝。疗妒汤有点戏谑的味道，但对于嫉妒引起的心肝火旺还是有一定的抑制作用。

应该说能够清火的东西，像金银花、菊花、苦丁茶，都是可以喝的。但这些清热祛火的药物大多是苦味的，而孩子对苦味的药物接受起来往往比较困难。我亲自尝过，我开的治疗小孩感冒、发烧的中药，总体是甜、酸的味道，夹杂着淡淡的苦味。因为孩子脾胃比较虚弱，如果用大剂量苦寒的药物，一是喂药比较困难，二是服用了这些苦寒的药物之后往往反胃、呕吐。

有一些生活中常见的东西，如果我们了解了它的作用之后，能够及时在生活中运用，对我们的身体健康是非常有好处的。比如说甘蔗汁，由于交通发达，无论南方、北方，许多城市的商店里都有销售。甘蔗汁不仅味道非常甜，而且有很好地清除肺热的功能，可以止咳化痰。

视频：预防儿童感冒

第四章 怎样提高儿童免疫力

免疫力

免疫力是指人体避免瘟疫传染的能力。什么是瘟疫呢？譬如2003年春天暴发的SARS，2009年流行的甲型H1N1流感，2020年暴发的"新冠"疫情，还有多次流行的手足口病等，这些传染性疾病都可称之为"瘟疫"。免疫力低下时，感染病毒后，人体就很容易发病。如果免疫力强，即使感染病毒，人体也不容易发病。

记得我读大学时，有一位很有学问的老先生，他讲课时这样说：如果正气存内，即使喝上一大碗霍乱弧菌，也不会患霍乱病。很多人对此持有异议，认为老先生太自信，有点自狂，当时我也这么认为。后来，随着阅历增加，我感觉老先生的说法还是很有道理的。就比如2003年的SARS流行期间，那么多人与SARS患者有过直接或者间接的接触，发病的毕竟还是少数，大部分人还是没有发病。

我们的古人对免疫力有着很深刻的认识，虽然那个时代没有"免疫力"这个词。两千多年前的《黄帝内经》中有这么一段话："虚邪贼风，避之有时，恬淡虚无，真气从之，精神内守，病安从来？"这句话包含了两层意思：①避免外邪的感染：对于各种邪气（虚邪贼风），要尽量躲避（避之有时）；②保持正气的旺盛、阴阳的平衡：自己能做到恬淡虚无、精神内守，就能保持身体的阴阳平衡，真气内存。这样就不会患病了！

古人利用香药进行免疫

免疫学既是一门新兴的学科，又是一门古老的学说。所谓新兴，是指现代免疫学的发展迅速，日新月异；说其古老，是因为我国古代人民很早就发明了各种免疫疗法，并在实际生活中有效地运用着。譬如马王堆汉墓出土的《五十二病方》中就记载了佩戴香囊预防疾病，可以"避秽"。香囊中包裹一些香药，主要是藿香、佩兰、艾叶、菖蒲、白芷、薄荷、吴茱萸等。还有的将香药置于熏炉中，燃烧香药进行空气消毒、杀菌，以免除瘟疫的侵袭。贾思勰在《齐民要术》中不仅记载了某些药物的栽培技术，而且介绍了一些药物的药用价值。他在"种椒"和"种茱萸"中明确地说，将椒放在卧室和井中，可以除瘟疫，"井上宜种茱萸，茱萸叶落井中，用此水者，无瘟病"。

中国医学史上还有一则典故"橘井泉香"也与免疫有关。相传西汉时湖南有一位叫苏耽的道人，身怀绝技，后得道成仙。在成仙之前，嘱咐母亲，明年将有疾疫流行，到时可用井中之水泡橘叶来救治。第二年果然发生大规模疫情，他的母亲便遵照嘱咐，用井中之水泡橘叶施救众乡邻，显奇效，一时传为佳话。这则"橘井泉香"典出《列仙传》之《苏耽传》，清代闽人陈梦雷编纂的《古今图书集成》就将其收入《医术名流列传》之中，流传甚广。用橘叶泡水就可以增强免疫力，对付大规模的疫情，这也是我们古人的智慧与发明。

小贴士

橘叶疏肝，行气，化痰，消肿毒。治胁痛，乳痛，肺痛，咳嗽，胸膈痞满，疝气。

记得我上小学时，正遇到甲肝流行。为了预防甲肝，学校里支起了大铁锅，放入茵陈蒿、大枣，煮水，所有的学生每人每天喝上一大碗（大约500毫升），连续喝了一周，有效地预防了甲肝的流行。

有一年，我去太原出差。太原最有名的土特产当属老陈醋了，导游带我们去太原的老陈醋厂参观。还未到醋厂，大家都已闻到了浓浓的老醋酸味。导游介绍说，在醋厂工作的职工由于经常嗅闻这浓浓的醋味，很少感冒，什么禽流感、SARS的，全都被这浓浓的醋味杀死了。看来用醋进行室内空气熏蒸、提高人体免疫力、抵抗流感是有实验室根据的。醋厂不就是一个大的实验室吗？

打口药——古人这样提高儿童免疫力

一位朋友的孩子刚满月，我前去看望。孩子长得很精神、可爱，话题自然从孩子的健康谈起。朋友说："孩子一出生，医院的医生就给孩子服用了头孢类的抗生素。"我问："为什么一生下来就服用抗生素呢？"朋友转述医生的话说是为了预防新生儿肺炎。噢，原来是预防性用药。

我很吃惊，后来我一直在反思，抗生素在中国的用途真是广泛，从新生儿到耄耋之人，都在大量服用，简直是从生吃到死。怪不得，中国滥用抗生素的程度为世界之最。这样用下去，体内的细菌对抗生素的耐药性越来越明显，以致产生许多耐药菌株，出现许多难治的感染性疾病。这样也会导致群体的免疫力下降。

怎样提高婴幼儿免疫力？我想应该抓住时机，从婴儿呱呱坠地开始，采用中国传统育儿中的智慧打口药，来提高婴幼儿免疫力。

打口药为什么被人们遗忘？

提起打口药（又称"拭口药"），现代人都很陌生，许多人几乎都没有听到过。利用现代的搜索系统如百度等，输入"打口药"，都找不到这个词，打口药不被人使用已经很长时间了。之所以出现目前的情形，我个人认为与中医退出产科阵地有关。中医中的产科本来就是弱项，在西医产科强大的优势面前就只好退却了。婴儿服用打口药的时机正好就是在产房中的时间。婴儿在产房中，别说没有不舒服，就是有点微恙，值班的西医也就处理了，根本容不得中医介入；再者，中医打口药主要功用是清除婴儿体内的胎毒，预防以后发病，也就是"治未病"，看不到"立竿见影"的效果；另外，打口药多是由苦味的中药组成，许多家长也害怕婴儿吃苦，不会主动要求服用。因此，打口药也就逐渐被冷落、被遗忘，从而不为人所知。

什么是胎毒？

近几年来，一些新生儿疾病（新生儿黄疸、湿疹）、小儿疾病（感冒发热、咳喘、便秘）发病率逐渐升高，有些症状缠绵难愈、反复发作，这与胎毒未清有很大的关系。胎儿居于母体的子宫之中，"母热则子热，母寒则子寒"，就是说胎儿具有与母亲相似的体质，母亲的体质偏热，胎儿的体质就偏热，母亲的体质偏寒，胎儿的体质就偏寒。如果孕妇怀孕期间，情绪过激（抑郁、愤怒、担忧等）、饮食习惯偏激（嗜食酸味、辣味等）、房事不节等而致火旺，日积月累，蕴于体内，传给胎儿，即形成胎毒。

胎毒引起的疾病

许多疾病在中医看来都是由胎毒引起的。常见的有胎赤、胎黄（新生儿黄疸）、胎热、胎风赤烂外障（又名"目胎赤"，中医所指的婴儿睑缘炎）、丹毒、鹅口、口糜、口疮、痧、痘、疮、痈、疖、奶癣（婴儿湿疹）等。

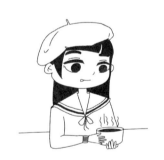

打口药是去除胎毒的有效方法

怎样去除胎毒呢？在初生儿未吮乳之前，服用打口药，将胎毒祛到体外，以防患于未然，也是中医"治未病"的预防思想的具体运用。打口药也需根据婴儿的体质，辨证用药，而且药量宜轻。

打口药具有悠久的历史

打口药具有悠久的历史。明朝的中医巨著《景岳全书·卷四十·小儿则·初诞法》记载了"开口法"："凡小儿初诞，宜以甘草细切少许，以沸汤泡汁，以淡为妙，不宜太甜，乃用软帛蘸汁，拭口中……""若母气素寒、小儿清溺者，只以淡姜汤拭口，最能祛胃寒、通神明，并可免吐泻之患，此法最妙，人所未知也……"

清朝时的中医标准教科书《医宗金鉴·幼科杂病心法要诀·初生门》记载了四种常用的打口药，即甘草汁、黄连汁、朱砂蜜、豆豉汁。据儿科名医张奇文介绍，潍坊一带的已故名医蒯仰山有一祖传三世的打口药药方，至今被广大群众使用。据百姓反映，凡出生时服用此方的婴儿以后很少患胃肠病及传染病。

常用的打口药方及服用方法

方一

【处方】生大黄1.5克　　黄连1.5克　　生甘草1.5克

【功能】清热解毒，泻下胎毒。

【适应证】母体火旺者，或胎儿皮肤红赤。

【禁忌证】若小儿瘦小，色白，呈虚寒体质，或体质弱者，不可用本方。或者母体虚寒者，也不可用。

【用法】将上述药物混均匀，放入玻璃杯中，加入沸水200毫升，泡10分钟，滤出药液澄清。待温度适宜，用汤匙舀出一汤匙，用纱布卷成蓬松的纱布卷，蘸药汁适量，放入初生儿口中，使其吸吮数口，待胎粪排净后，再给其喂乳。

方二

【处方】当归尾1.5克　　桃仁1克　　　赤芍1.5克

　　　　红花0.6克　　　连翘1.5克　　酒炒大黄0.5～1克

　　　　生甘草0.6～1克

【功能】清热解毒，活血，泻下。

【适应证】母体火旺者，或胎儿皮肤红赤。可根据小儿体质禀赋的强弱、皮色红赤的程度决定用不用上方或量的多少。

【禁忌证】若小儿瘦小色白，呈虚寒体质，或体质弱者，不可用本方。或者母体虚寒者，也不可用。

【用法】上述药物，加水400毫升，浸泡1小时，沸后小火煮20分钟，滤出药液澄清，取100毫升药液，装入奶瓶，使之保持适宜温度。小儿出生洗浴断脐后，可使其吸吮奶瓶数口，约12小时内，排下黑色胎粪（胎毒随之而下），直至排除嫩黄色稀便（即药汁颜色，胎毒已泻尽）后，再给新生儿喂乳。

方三

【处方】生甘草1.5克　　淡豆豉1.5克

【功能】宣透缓解胎毒。甘草，别称国老，味甘性平，能解百毒，用甘草一味药下胎毒，为历代医家称颂。淡豆豉具有轻清宣发胎毒的作用。

【适应证】适用于怯弱、瘦小色白的初生儿，或者母体素弱者的新生儿。尤其在严寒的冬季出生的体弱新生儿更为适宜。

【禁忌证】皮肤色红、火性体质的新生儿不宜服用。

【用法】将上述药物混均匀，放入玻璃杯中，加入沸水200毫升，泡10分钟，滤出药液澄清。待温度适宜，用汤匙舀出一汤匙，用纱布卷成蓬松的纱布卷，蘸药汁适量，放入初生儿口中，使其吸吮数口，待胎粪排净后，再给其喂乳。

方四

【处方】黄连3克

【功能】清热解毒。黄连味苦，既能清热解毒，少用又能开胃。现代医学也证实苦味可刺激味蕾，增进食欲。

【适应证】母体火旺者，或胎儿皮肤红赤。

【禁忌证】若新生儿瘦小色白，呈虚寒体质，或体质弱者，不可用本方。母体虚寒者也不可用。

【用法】将黄连打碎，用沸水50毫升冲泡，取上清液40毫升，用纱布蘸汁，频频滴入新生儿口中，以胎粪下尽为度，然后喂乳。

方五

【处方】生姜10克　　红糖5克

【功能】温胃散寒，宣散胎毒。

【适应证】新生儿瘦小体弱、皮肤色白者，或者母体素弱者。

【禁忌证】火热体质的婴儿，体质壮实、皮肤色红者，或者母体平时火旺者不可用。

【用法】将上述药物加入150毫升水，煎取70毫升药液，待温度适宜，频频滴入婴儿口中。

以上介绍了打口药的历史、起源、组成、使用及其对婴儿的保健作用。其实，从另外一个角度来看打口药，还有着更重要的意义，那就是让新生的生命一来到这个世界上，就体验到这个世界是五味俱全的，有辛、苦，也有酸、甜。尤其在当代父母过分溺爱孩子的现状下，打口药更是一剂针对时弊的良药。以前曾经听别人说起日本人的育儿经验，说日本人给孩子穿得很少，即使在冬天，一些幼儿园也让男孩穿短裤、女孩穿短裙，光着两条腿在外面跑，以此来锻炼孩子的耐寒能力、增强孩子的体质。这是非常值得我们学习的。让孩子一来到这个世界上，就尝尝"吃苦"的味道，培养孩子吃苦的能力。只有善于吃苦，甘于吃苦，孩子才能成长为栋梁之才、有用之才。孟子说："天将降大任于斯人也，必先苦其心智，饿其体肤，劳其筋骨，行拂乱其所为，增益其所不能。"就是这个道理。

当前，孕妇的营养摄入越来越丰富，新生儿体重越来越重，火热之邪较重的孩子特别常见。所以，我奉劝年轻的父母们，让你们的宝宝一生下来就尝尝打口药吧，无论对婴儿的生理还是对婴儿的心理，都有非常重要的作用。

接种疫苗提高免疫力

免疫接种是我们这个时代提高免疫力的重要方法。每个孩子出生后都有一个疫苗接种本，接种卡上记录着孩子的接种情况，哪些接种已经做了，哪些接种还没做、具体的时间安排等，写得非常清晰，一目了然。家长应该严格按照计划给孩子进行接种，这样就能提高孩子的免疫力。

中国儿童免疫接种程序表

孩子的月（年）龄	应该进行的预防接种计划										
	药物	卡介苗	糖丸	百白破混合制剂	麻疹疫苗	乙型脑炎疫苗	乙肝疫苗	A群流脑疫苗	A+C群流脑疫苗	白破疫苗	麻腮风疫苗
	疾病	结核病	小儿麻痹症	百日咳破伤风白喉	麻疹	乙脑	乙肝	A群流行性脑脊髓膜炎	A群C群流行性脑脊髓膜脊	白喉、破伤风	风疹、麻疹、腮腺炎
出生	一针						第一针				
满月	建立接种卡										
二月			第一次				第二针				
三月			第二次	第一针							
四月			第三次	第二针							
五月				第三针							
六月						第一针第二针（与第一针隔7~14天）	第三针	第一针			
七月											
八月						第三针（与第二针隔1个月）					第一针
九月					一针			第二针			
一岁半到二岁				加强一针							第二针
三岁									第一针		
四岁			加强一针			加强一针					
六岁									第二针	第一针	
七岁		一针			加强一针	一针					
十二岁		一针（农村）									

最早的疫苗——人痘与牛痘

接种疫苗提高人体的免疫力得益于现代免疫学科的发展。免疫学的创始人应当是中国人。很多人都认为康熙皇帝文治武功、千古一帝，在医学领域积极推广"种痘"，消灭天花。种痘消灭天花效果不错，但种的不是我们现在常说的牛痘，而是人痘。

中国人种人痘预防天花的历史悠久。天花曾经是一种极为可怕的传染病，每4名天花病患者中，就有1人死亡，其余3人还会留下丑陋的痘痕。

天花病的历史似乎与人类历史一样漫长，保存下来的公元前一千多年的埃及木乃伊身上就有类似天花的痘痕。很长时间以来，天花就是死亡的代名词，人们谈天花色变。

天花有一个特点，就是每人一生只患一次，如果患了天花能活下来，那么以后他再也不会患天花了。

中国古代医家从防病治病的实践中，认识到天花的这个特点，并提出了"以毒攻毒"的思想。孙思邈（581～682年）运用接种父血或自身脓汁，以防治患儿顽固的"疖病"，取得了成功。公元8世纪的宋真宗时代，有一位宰相，叫王旦，他的好几个儿子都患了天花，不是病亡，就是被毁容。后来又生了小儿子王素，为了让王素免于天花的困扰，王旦便四处求医。后来有人推荐他结识了四川峨眉山上的一名专门用种痘的方法治疗天花的医生。该医生取天花患者的痘痂，用棉花蘸着塞入健康人的鼻孔，这个健康人就会感染天花，并出现天花的某些轻微症状，但从此永远也不会患上天花，这个过程就叫"种痘"。中国古代采用种痘预防天花的方法，是世界医学史上一大创举，当时如果评选诺贝尔奖，"种痘术"一定会获得诺贝尔医学奖。

到了清代，顺治帝因患天花病危，选择谁继承王位就摆上了议事日程。顺治喜欢皇长子，而孝庄皇太后则钟爱顺治帝的第三子玄烨（即后来的康熙帝）。孝庄皇太后与顺治帝在传位问题上难以决断，他们请来日耳曼传教士汤若望来决断此事。汤若望不仅是传教士，还是星历学者、钦天监监正、太常寺卿。汤若望认为玄烨患过天花，已获得天花终生免疫力，是继承皇位的最理想人选。因此，顺治帝驾崩后，玄烨于8岁登上皇位。

康熙即位后，十分重视预防天花的技术，除继续实施隔离、提高治疗水平外，一直在寻求预防的方法。康熙十七年（1678年），康熙之子出痘，他寻得一位候补知县傅为格，此人对救治天花有一技之长。傅因救治康熙帝之子有功，由知县升为武昌通判。两年后傅因善于种痘，又被召入宫廷，专门负责为皇室子女接种人痘，并在宫廷形成制度，每年春、秋两季风和日暖、天晴气爽之时种痘，最佳年龄为2～4岁，地点选在紫禁城或圆明园，其所用痘苗为"水苗法"。

康熙二十年（1681年），康熙帝得知江西有专业治疗痘疹兼有种痘技术的医师，即命官员前往寻求，地方官李月桂推荐朱纯嘏应诏。朱纯嘏（1634～1718年），江西新建人，尤擅接种人痘预防天花，后进京入宫为皇室子孙及皇亲国戚、大臣子女接种人痘，成效卓著，被授予太医院御医。前后26年间，朱氏积累了接种人痘预防天花更为丰富的经验，应对天花感染者之怪症、变症也增加了见识，他于康熙五十二年（1713年）编撰出《种痘全书》，为种痘在全国推广打下了很好的基础。

康熙帝在《庭训格言》中强调："国初，人多畏出痘，至朕得种痘方，诸子女、尔等子女皆以种痘得无恙。今边外四十九旗及喀尔喀诸蕃，俱命种痘，凡所种皆得善愈。尝记，初种痘时，年老人尚以为怪，朕坚意为之，遂全此千万人之生者，岂偶然耶。"

康熙对人类战胜烈性传染病天花，做出了极大的贡献。他亲自调研寻找接种人痘的医师，并由政府创设种痘局，在民间张榜发文《力劝普种痘花法》，劝说民众为子女、孩童接种人痘，以预防天花流行。中国人痘接种由于不断改进，成功率接近百分之百，而且比较安全。

种人痘预防天花的技术逐渐被传到世界各地，也推广到欧美。

18世纪70年代，琴纳是英国的一位推广人痘接种的乡村医生，他本身也因为接种人痘而获得对天花的免疫。琴纳对牛的一种疾病——牛痘发生了兴趣。所谓"牛痘"，就是一种温和的天花病，因为是在牛体内发现的，故叫"牛痘"。琴纳在他居住的乡村观察到一个有趣的现象：那些挤牛奶的女工，从未患过天花，这件事既让琴纳吃惊又让他纳闷。

琴纳决心解开这个疑团。他经过仔细观察后发现：那些挤牛奶的女工，并不是没感染过牛痘，只不过症状很轻，手上长了一两个水疱，有时连自己都不知道。琴纳想，挤牛奶的女工不染天花会不会和她们曾经感染过牛痘——一种轻微的天花有关呢？

琴纳又观察了很多年，尤其是中国的种痘术传入欧洲后对他启发很大，琴纳最终认定自己的想法是正确的。他认为挤奶女工曾经患过牛痘，这能使她们获得一种抵抗力，这种抵抗力能使这些挤奶女工免遭天花的侵袭。他决心做一个实验来验证自己的想法。

1796年，琴纳开始了这个实验。从一个正患牛痘病的挤奶女工身上取下一些水疱里的痘浆，接着把这些痘浆注射到一个名叫菲普士的8岁小男孩身上，这个男孩以前从未患过牛痘或天花。过了两天，男孩感到有些不舒服，但很快就好了。

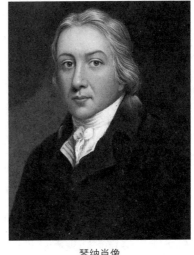

琴纳肖像

两个月之后，琴纳确信，小菲普士身上的抵抗力已建立起来，现在的任务是：用实验证明小菲普士对天花有抵抗力。琴纳从正患天花的患者的痘痂上取出一些脓液，注射到小菲普士的身上。

7天过去了，小菲普士没染上天花。

30天过去了，小菲普士仍旧安然无恙。

琴纳悬着的心终于放下了。他第一次证明了在健康人身上接种牛痘，可以预防天花。

两年之后，琴纳又找到了一个患牛痘的挤奶女工，他把上述实验重做了一遍，结果再次证明，接种牛痘可以预防天花。

流感疫苗能否抗流感？

流感是由流感病毒引发的急性呼吸道传染病，症状较为严重，甚至可以致人死亡，而且容易传染、播散，所以需要特别预防。医学家们借鉴了种牛痘预防天花的思维模式，利用培养出来的流感毒株制作流感疫苗，给人体注射流感疫苗，使人体产生能识别、杀死流感病毒的抗体，从而达到预防流感的目的。

其实，流感疫苗的功能不像种牛痘预防天花、口服糖丸预防脊髓灰质炎、注射麻疹疫苗预防麻疹那样确切、那样立竿见影。原因是天花病、脊髓灰质炎病毒、麻疹病毒，种类单一，结构稳定，也就是说病原体较为恒定，因此疫苗作用很明显。感冒病毒种类繁多，而且非常容易出现变异，病原体处在变化之中。这种疫苗只是针对特定的流感毒株，如果流感病毒稍有变化，疫苗就失去其效应，好比是刻舟求剑，当然效果不明显。就以最近几年的流行感冒为例，有时流感由鼻病毒引起，有时流感又变成了禽流感，有时又是猪流感，有时又是SARS，有时是甲型H1N1流感，某种流感疫苗只能针对特定的流感病毒，不能说一种疫苗能预防天下所有流感病毒。

流感疫苗是针对流感病毒某一种分型而采取的预防措施，其主要作用是促使机体产生针对这一型病毒的抗体。这种特殊抗体对普通细菌及其他分型的流感病毒是无任何抵抗作用的。因此，孩子即使注射了流感疫苗也有可能患感冒。注射流感疫苗绝不是一劳永逸的措施！

甲型流感疫苗该不该打

由于甲型H1N1流感在世界广泛流行，发病率日益上升，又没有特别有效的治疗方法，所以，医学专家们制造了流感疫苗，来帮助人们抵抗甲型H1N1流感。

流感病毒分为甲、乙、丙（或A、B、C）三型，其中最常见的就是甲型。每型又分为许多亚型。随着病毒的变异，亚型层出不穷、数不胜数。

在流感病毒的表面存在两种蛋白质，一种能让血液中的红细胞凝聚在一起，所以叫作"血凝素"（简称"H"）；另一种蛋白质能把神经氨酸（一种糖类分子）分解掉，所以叫"神经氨酸酶"（简称"N"）。这两种蛋白质因为暴露在流感病毒的外面，流感病毒进入人体后，它们就成了人体免疫系统的靶子。如果这两种蛋白质出现了变异，免疫系统识别不了它们，流感病毒就能躲过去，因此病毒学家就根据这两种蛋白质的变异情况来给流感病毒做进一步的分类，编上不同的号码。

如果流感是甲型H1N1流感亚型，那两个数字就分别表示其血凝素和神经氨酸酶的类型。这个亚型的流感病毒并不是新发现的，导致1918～1919年流感大流行的病毒也是甲型H1N1流感亚型。它实际上是最常见的流感病毒亚型。

要想制流感疫苗，必须明确流感的毒株。我们现在用的H1N1甲型流感疫苗是用美国进口的毒株制造的。这种毒株是从美国H1N1甲型流感患者身体内分离出来的，然后经过减毒，成为毒性较低毒株，用来制作疫苗。中国发生的H1N1甲型流感的病毒是否就是美国的那种？病毒是否出现了变异？这都是人们提出质疑的问题。网上曾流传说甲流病毒出现变异，后来世卫组织（WHO）专家又出来声明病毒未出现变异。如果病毒变异了，那么已生产的甲流疫苗就没有效果了，注射甲流疫苗就失去预防感冒的意义。

虽然流感疫苗一般不需做临床实验就可以应用到人体，安全性相对较高，但也不是百分之百的安全，最近不是有新闻报道有些注射甲型 HIN1流感疫苗的人出现一些不良反应吗？如果其作用并不是那么肯定，而且又不是百分之百的安全，我个人认为注射疫苗只是一种防护措施。预防甲型流感，不是还有中医药吗？天佑中华有中医。因此，要充分发挥中医药在防治流感中的作用。

一味进补无益于提高免疫力

一说到提高免疫力，很多人第一个反应就一个字"补"，补补身体，身体强壮了，免疫力提高了，就不容易患病了。大补就一定能提高免疫力吗？其实不然。许多孩子反复感冒，家长都认为孩子免疫力低下，因此，不少家长都向我讨教提高免疫力的方法。一名东营的哮喘患儿来复诊，本来经过两周的治疗，他的哮喘症状已好转，但因其服用了胎盘，又导致哮喘复发。我问其家长："为何给孩子服用胎盘？"家长答曰："有医生说，胎盘可提高免疫力，防止哮喘。"悲乎？怜乎？

免疫力是人体免除疫病的能力。《黄帝内经》上有一句话"正气存内，邪不可干，邪之所凑，其气必虚"，是说体内正气充足，外邪（致病因素）不可能侵袭人体致病。因而有人就简单地理解为如果外邪侵袭人体、致人发病，必定是正气不足，不能化解抵抗外邪。因此，小儿之所以反复感冒，必定是正气亏虚，需要大补元气。这是典型的脱离临床实际，以经解经，机械搬用。

上述哮喘患儿就是受到医生的错误指导，才导致哮喘发作的。本来患儿是因肺热壅盛、肺气上逆导致的哮喘，你不清除肺热、防止肺热形成，反而指导患儿服用大补的胎盘，这不是火上浇油吗？我告诉那位家长，最近千万不要再给患儿服用胎盘了，人参、海参也不要服用，患儿饮食清淡一点，尽量少吃羊肉及油炸食品，饭吃七成饱即可，同时服用清热化痰、宣肺消积的药，很快就会好。果然，3服药后，患儿的哮喘症状就消失了。

那么，怎样才能有效地提高孩子的免疫力呢？有以下几点必须记取：

及时清除内热、治疗便秘，可提高孩子的免疫力

仔细观察孩子的日常生活中的几大症状：眼眵、口臭、口唇干红、口腔溃疡、舌质红、舌苔厚、咽痛、大便干，有了这些症状就标志着孩子内火形成了，必须及时给孩子服用一些清热解毒、通便的中成药，甚至泻泻肚子，给体内热邪一个出路。体内热邪消除了，孩子就不会感冒了。所以说，清热解毒的药物使用得当，一样能增强体质，提高免疫力。

另外，让孩子多喝开水，也可以清除体内的热毒，提高免疫力，预防感冒。

清除食积可提高孩子的免疫力

食积是多数孩子感冒发热的根本原因。我认为：孩子感冒是吃出来的。许多家长不太理解：感冒不是受风着凉引起的吗？大量的临床病例表明：孩子一次吃得过多后，很快会导致食积，继而食积化火，出现厌食、腹胀、口臭、舌苔厚等症状，继之就出现发热、咳嗽等感冒症状。因此预防食积、消食化积也能提高孩子的免疫力。

纠正偏食可以提高孩子的免疫力

我通过与家长交流发现，现在的孩子大多嗜肉食，我想这大概是造成孩子内火大的重要原因吧。回想我在农村生活的童年时代，只有过年时才能吃点肉，那时很少感冒。现在的孩子吃得太丰富，鸡、鸭、鱼肉、洋快餐等等，满足了口欲，导致了食积、内火，所以才经常感冒。俗语讲："肉生火，鱼生痰，萝卜、青菜保平安。"一定要纠正孩子的偏食习惯。做到食物多样化，不仅可以均衡营养，而且可以防治内火的滋生，若使孩

子的免疫系统处于最佳状态。这样也就可以避免感冒。

正确使用玉屏风散能提高孩子免疫力

玉屏风散是治疗感冒反复发作的一个名方。其方名就很有意思，具有玉做的屏风一样的作用，可以防止风邪对人体的侵袭。该方由生黄芪、白术、防风三味药组成，主要利用黄芪益气固表，防止风邪侵袭。白术健脾益气，助黄芪固表。防风辛温发散，可以祛风。该方主要适用于气虚肌表不固、多汗、乏力、面色萎黄不润、大便稀溏或者不干硬、舌质淡的患儿。只有用于这类患儿才能提高其免疫力，对舌质红、大便干的患儿是不适用的。所以正确使用玉屏风散才可提高免疫力。有一年春节我回乡下走亲戚，妻子的舅妈六十多岁，一个冬天反复感冒，疲劳乏力，少气懒言，喜卧床休息，食少纳呆，面色萎黄，我看过她的舌、把了脉，告诉她这是因为其身体太弱，气血不足，肌表不固，所以才反复感冒。怎么办呢？我推荐她服用补中益气丸，每次20粒，每日三次，坚持服用两三个月。后来她打电话告诉我，她竟然两年未曾感冒，还能帮助她儿子干家务活。她还向周围的人推荐补中益气丸预防感冒，也收到了很好的效果。我想这是用对了，用不对不仅是没有作用，反而有副作用。玉屏风散与补中益气丸虽然组方不同，但属于同一类方，都可以益气固表。一般情况下，孩子大部分都是内火蕴结，基本不适用这类方剂。

营养与免疫力

昨日我的门诊，一个反复发热的4岁小患儿就诊，他的体温有39℃多，小脸烧得通红。孩子妈妈说，自孩子3岁开始，反复发热、咳嗽，每个月都能有1～2次。中药、西药都用过了，就是解决不了这个问题。我仔细检查了孩子的体征，咽部充血明显，扁桃体2度肿大，咽喉壁滤泡满布，舌质红，苔黄厚，口唇红赤，如涂口红。腹部扣之如鼓，嘭嘭作响。大便干结如羊粪，经常三五天一行，有时能撑破肛门，导致大便带血。孩子口中有酸腐味。我一看其症状就是食积化火，火热雍盛，加之外感，出现高热。我仔细诊治完毕，就针对该患儿的病情给家长一些防病的建议。我想，医生的重要任务是治好病，比治好病更重要的任务是教给家长一些防病的技巧，让孩子尽量少患病。

孩子妈妈反复说孩子脾胃不好，吃饭很少，先是服用治感冒的中药，感冒好了，就开始服用调补脾胃的中药，结果调补脾胃的中药还有好几包没吃完，孩子又开始高热不退。她实在不知道怎么办才好了，才慕名而来求医问药。她想了解怎么才能提高孩子的免疫力，让孩子不生病、少生病。

这是很多反复感冒、发热、咳嗽的小患儿的家长都想了解的问题。我也曾专门撰文回答过这个问题。对这个问题，在这个妈妈追问下，我又有一些新思考。

还是就这个病例来说吧。我告诉这个妈妈，你的孩子又吃多了，超过了消化能力，所以食物就积聚在胃肠，发酵产气，才出现腹胀如鼓。孩子的妈妈听了，很不赞同我的意见，甚至提出了反驳，说："孩子最近有一段时间不愿意吃饭，吃得很少，绝对不会吃多了。"我告诉她："孩子最近不愿意吃饭的时候，就已经吃多了，食积于胃肠，孩子自然就不愿意吃饭，食欲自然就差，因为胃肠中没有空间再收纳新的食物。中医称之为'食积厌食'。"孩子的妈妈又说："我看孩子好长时间不爱吃饭，怕他营养不够，影响长身体，就带他到牛排店吃牛排去了。孩子很喜欢吃，吃了半个巴掌大的一块牛排，结果第二天就开始发热。"我告诉家长，这就是发热的主要诱因。很多孩子都是这样发病的。当孩子不愿意吃饭的时候，很多家长担心其营养不良，变着花样地让他多吃饭。这种做法就等于火上浇油。在本身就有食积的基础上，进一步加重食积，使得食积越来越重，化热生火，出现高热，甚至高热不退。

有的家长经常问我，孩子吃什么能提高免疫力？饥饿的时候吃什么都提高免疫力，当你吃得很饱的时候，再吃什么都是降低免疫力。所以，吃得很饱的时候，适当地让孩子饥饿一下，就会提高其免疫力。在医学上，这就叫作"饥饿疗法"。可是很多家长听不进去，认为这样孩子就会缺乏营养，就会影响生长发育。家长最常见的观点，就是让孩子每天都必须吃得营养丰富，使孩子胃肠始终处于食物灌满的状态，这样才能随时吸收营养，这样才能营养不缺乏，这样才能长得快，这样才能提高免疫力、不生病！岂不知，中国的很多孩子都是这种观点的受害者。我总结了很多孩子的发病原因后发现：孩子的很多病是吃出来的！

我曾经看过一篇美国家长如何养孩子的文章，对于孩子吃饭，家长很少干预，愿意吃就吃，不愿意吃就不吃。但这种做法也不完全正确。对于那种自我调节能力强的孩子，应该是非常有效的。但是很多孩子自我调节能力不强，见到喜欢吃的，就大快朵颐，猛吃一顿。这样就很容易导致食积，成为发病的直接原因。

随着物质生活的日益丰富，人们更加重视食物的营养是否丰富。这有点不可思议，因为现在很多人都是面临营养过剩的问题。这种营养过剩在城市儿童的身上表现得尤其明显。中国的父母对孩子的爱几乎是无微不至的，在营养的摄入上更是如此。爷爷、奶奶、姥姥、姥爷都使出浑身解数给孩子变着花样做好吃的，而且都是高营养、高热量的。很多老人还都买了关于儿童营养的书籍、菜谱等，做出各类美味佳肴为的就是让孩子多吃一点再多吃一点。另外，各种添加了调味剂的儿童零食，再加上稀奇古怪的包装，更是吸引孩子们摄食。这种摄入过剩的情况，就损伤了孩子的脾胃功能。《黄帝内经》讲的"饮食自倍，脾胃乃伤"就是这个道理。损伤了脾胃，人的吸收、运化功能下降，虽然大量摄入，但人体并不能吸收那些营养，因此最终的结果就是食积化热，经常生病。

我遇到一个小患儿，4岁，反复感冒。家长很郁闷，这孩子这么难带？与家长交流时，知道孩子的母亲是位老师，对孩子照看得很细致。根据儿童营养食谱喂养孩子，讲究营养均衡，每天要求孩子吃多少种蔬菜、水果，多少克肉、蛋、奶。结果妈妈越精心调养，孩子免疫力越下降，体质越差，越反复生病。我告诉她，孩子吃得太多，消化不了，吸收不进去，吃得越多反而越容易生病。至于营养均衡，你说的没问题，但是孩子每天可以少吃几种水果，少吃点肉、蛋。这么多品种，每个品种吃一点，可是都装进了孩子的胃里，那就不少了，远远超过了孩子那幼小的胃的负荷。最终的结果就会造成食积，导致孩子生病。这些家长在孩子生病无助的时候，很听医生的话，一旦孩子病好了，那就是"好了伤疤忘了痛"，又开始像"填鸭"一样喂孩子了，又开始复制上一次生病的过程。

很多家长对孩子的成长都有急于求成的心理，希望孩子尽快地长高、长大，认为吃得越多，长得越快。孩子的生长有一个自然过程，并不是吃得越多，长得越快。还有的家长认为吃得越多，越能增强免疫力。这些想法都是不正确的。有时还恰恰相反，孩子吃得越多，免疫力越低，经常生病，影响生长。

这又使我想起了那句民间流传了数百年的育儿谚语："要想小儿安，须得三分饥与寒。"安是什么？安就是平安、安宁，就是不生病，孩子生病了，不仅孩子不安宁，全家人都不安生。也可以这样理解，安就是孩子免疫力最强的状态。为了达到这个状态，必须让孩子处在三分饥、三分寒的状态。什么是三分饥？也就是吃饭吃个七分饱即可，有点欠是正常的。一日三餐，要让孩子下次就餐之前有点饥饿感。如果一餐吃得很饱，到了下一餐的时间，孩子仍然没有饥饿感，那就会出现食积状态。长此以往，孩子就会生病。所谓的"三分寒"，是指孩子不要穿得太暖和，这样身体的热量散发不出来，也会在体内蓄积化热，生病。

总的来说，营养与免疫力并不总是呈正相关的关系（见下图）。超过了最佳摄入量，摄取的营养越多，免疫力越下降（图中的阴影状态）。现在很多孩子的免疫力就处在图中阴影中的状态。也就是说，营养摄入量越多，免疫力越低下。如何提高免疫力，家长们应该明白了吧！

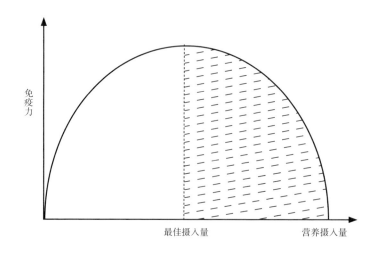

第五章　急性发热不可怕

一天下午我在门诊快下班的时候，有一个8岁的女孩来门诊看病。她发热4天，体温最高达39.6℃，在儿童医院输抗生素、抗病毒药物等，每天输完液，体温能降到37.5℃，维持四五个小时，很快又升到39℃多。输了4天液体，孩子说什么也不愿扎针了，只好来吃中药治疗。来诊室时，患儿嘴唇干红，咽部充血，舌质红，苔薄黄，扁桃体Ⅱ度肿大，大便干若羊屎，手上输液的针眼还覆盖着棉球，额头上还贴着退热贴，眼里噙着泪花，求我千万别再给她打针了！可怜的孩子输了4天液，家长才想起了到我这儿来看中医。我说只要你能坚持把中药吃下去，就不用输液了。我就用麻杏石甘汤稍微做了加减，加了羚羊角粉（冲）1克、大黄6克（包）。开了3服药，告诉家长，煎取药液500毫升，沉淀20分钟，取上清液，待温热，加入羚羊角粉，混均匀，让孩子分数次服用。

翌日清晨，我还没有上班，家长就打来了感谢电话，说孩子睡觉前服完第一服药，到12点，体温就降到36.5℃，早晨体温也是36.5℃，也不头痛了。我说那就好，坚持把剩下的两服药喝完就好了。

后来这个病人就成了我的"粉丝"，从此以后她感冒发热再也不输液，都是到我这儿来吃中药。

像这样的故事，在我多年的行医生涯中不知有多少了。

其实，急性发热并不那样可怕，中医对付发热性疾病见效迅速而且不易反复！

急性发热是儿童最常见的症状，而感冒是发热最常见的原因。

孩子只要一发热，家长就急得不得了，匆匆忙忙去医院，目的就是能让孩子快速退热。在急诊室中，看到护士匆匆忙忙给孩子输上液，家长才安心了。

退热，不要迷信输液

虽说是输液，那也不能光给患儿输糖水、糖盐水，再者光输这糖盐水，家长也不同意啊，那就加入些药物吧。发热是感冒引起的，感冒多由感冒病毒所致，虽说大多是病毒性发热，但合并细菌感染的可能性也很大，所以加入一些治疗病毒感染的药物病毒唑（利巴韦林）之类的，再加入一些头孢类的抗生素，再加点维生素C或者B族。一般用上这些药，输上两三瓶液体，患儿体温就差不多恢复正常了。我以前在急诊科上班时，经常也是这样治疗发热的。这种处理方法退热较快，但是体温的反弹也快，常常是体温退下不久，就会出现反弹。就像处在牛市的股指图，虽然稍有调整，但还会冲上去。

许多患儿都要输三五天液，有的甚至输液十天半个月。更让人着急的是，有的患儿输了二三十天的液，体温还不能恢复正常。这样的病例也不少见。

输液治疗常常伴有输液反应，有时输液反应还很严重，最严重时可能危及患儿生命。各地新闻报道中，这样的事故时有耳闻。人体接受药物的途径有很多，输液是其中最不安全的一种。

切勿滥用抗生素、激素

现代医学治疗感冒发热，可以说用尽了招数，抗病毒药物、抗生素、激素、维生素齐上阵，效果再不好就只有换更高级的抗生素了。曾经与一位患儿的妈妈聊天。孩子的妈妈出国前从事护理工作，她的儿子——一位小患者，年方7岁，美籍华人。爸爸、妈妈去美国做访问学者时将其生下来，孩子4岁才回到中国。他妈妈说，孩子在美国很少感冒，即使感冒了，稍微口服点药物就好了。刚回国那阵子，孩子经常感冒。到国内医院看感冒，总是输液，用抗生素。她十分担心，因为在美国生活期间，小儿感冒发热很少用抗生素、激素等药物。医生给患者使用抗生素，必须严格按照规定，看是否有使用的指征。后来在朋友的介绍下，该患儿来我处服用中药治疗，每次感冒发热、咳嗽，吃上三五服中药就解决了。

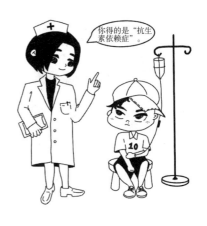

儿童慎拍X光片

现代医学发展到现在，诊断手段借助现代科技的发展，尤其是电子技术、材料技术的发展，取得了很大的进步，但是很多疾病诊断清楚了，治疗却束手无策。一个简单的感冒发热，无须检查这么细致，什么查血啊、验尿啊、拍X光片之类的。有些检查，不仅对疾病的诊治没有用途，对患儿的身体还有伤害，譬如，拍X光片、CT检查等对人体都有放射性损害，容易诱发细胞癌变。所以，我很反对对患儿进行拍X光片、CT等检查。在门诊经常遇到患儿家长，拿着X光片让我看。我挺纳闷："发热病人，谁让你拍X光片？"家长常说："医生让拍的。"有的家长说："我自己申请拍的。"如果医生让拍，那说明医生有问题，要么属于技术的问题，要么属于人品的问题；即使家长主动申请X光检查，我也不会同意的，我要对孩子负责啊！我常说："医乃仁术，医生应该心存慈悲，以解除天下苍生病痛为己任。还要时常想着孔夫子的话'己所不欲，勿施于人'。"假如患者是自己的孩子，感冒发热了，你会让他做这些检查吗？

"先看病人，再看片子，最后看检查报告，是为'上医'（上等水平的医生）；同时看片子和报告，是为'中医'（中等水平的医生）；只看

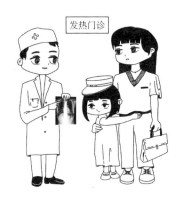

报告，提笔开药，是为'下医'（水平较低的医生）。"一代名医裘法祖院士如此说过。那些动辄就让患者做各种检查，不靠"机器"就没法干活的医生，就是"下医"了。

有次与医界的朋友喝茶聊天，谈起这个问题，朋友也大倒苦水。他说，有些病确实不需要这么复杂的检查，但为什么

 小贴士

触摸前额快速感知孩子是否发热

人体皮肤的温度因距离心脏远近不同、各处皮下组织的血液循环情况不同、皮下脂肪厚度不同和皮肤暴露程度的不同而有所差异。皮下组织血液循环旺盛、皮下脂肪较厚、有衣物保温处，皮肤温度较高，反之亦然。有人做过一个实验：一个健康男子，全裸，处于25℃无风环境中，他的体温为36.5℃。这时，测其不同部位的皮肤温度：前额36.4℃，背部33.5℃，胸部32.6℃，腹部31.5℃，臀部30.3℃，膝部27.8℃，足背27.2℃，手背31.1℃，可见前额皮肤的温度与体温最接近。因此，人们用手摸前额来判断有无发热。

一些老中医更讲究，他不用手掌，而是用四个手指的指背去接触前额。他认为手指掌面皮肤较厚，触觉灵敏；而手指背面皮肤较薄，温度觉灵敏，更能准确地感知温度。

如果拿不准，可以与自己的前额做对照。有经验的母亲常常用自己的前额去贴合孩子的前额，一方面逗孩子高兴，另一方面也为孩子测了体温，了解了孩子的健康状况。

当然，这只是一种粗略的测法，并且要求测者自身体温正常，要准确测量体温还是要用体温表。

还要开这么多的检查单呢？其中一个最重要的原因就是医生的自我保护所需。因为现在医疗纠纷层出不穷，医患关系的紧张也是医生过度检查的一个原因。如果不开这么多检查单，漏掉了对可能发生的疾病的排除，那就是漏诊，或者属于误诊。因此，医生为了保护自己、为了使自己避免医疗纠纷，只有让患者多做一些检查。

感冒发热的病因

现在的医学研究认为，感冒时，由于病原体侵入人体，致中性粒细胞或单核细胞、巨噬细胞释放致热源，致热源使下丘脑的体温调节中枢发生失衡，产热过程加强而散热过程减弱，于是体温便升高，维持在一较高水平。若病原体被杀灭，致热源刺激消除，体温调节中枢功能恢复，减少产热，增加散热，使体温降至正常水平。由此可见，感冒时人体发热是人体对入侵病毒、细菌的一种反应，清除病原体是恢复正常体温的根本方法。

流感病毒是怎么发现的呢？流感病毒的发现是用拭子在流感患者的咽部蘸一些分泌物，再进行培养，然后在电子显微镜下观察，就能分离、发现流感病毒。

流感病毒种类非常多，而且变化很快，因此，很难找到一种有针对性的药物或者疫苗来对抗。最近，我们经常听到非典（SARS）、禽流感、甲型H1N1流感等，都是已经认识的流感病毒，那么，未知的流感病毒呢？我想肯定不计其数，而且会层出不穷。但是，"魔高一尺，道高一丈"，按照中医的理论、思维，遵循辨证施治、个体化治疗的原则，都能找到有效的方法去应对。

中医的病因观

中医认为导致人发病的原因大体分为三类：外因、内因、不内外因。

小贴士

中医病因的"三因"学说

外因　外感六淫：风、寒、暑、湿、燥、火。

内因　内伤七情：喜、怒、忧、思、悲、恐、惊。

不内外因　饮食所伤、劳逸过度、虫兽伤、外伤（枪伤、跌打损伤、撞击伤）、寄生虫、化学伤、烧烫伤等。

春天风和日丽，人们沐浴着春风，外出踏青，欣赏着春意盎然的大自然，心情舒畅，有利于人体的健康。如果来了冷空气，出现大风天气，甚至夹杂沙尘暴，人们不做好防护措施，就很容易被风寒侵袭，造成感冒发热或者关节肌肉的酸痛。风其实就是空气的流动，没有空气流动，人就感觉不舒服甚至憋闷；大风时空气流动太过，就形成风邪，损害人体健康。这就像春天放风筝，风力不足，风筝飞不起来，风力太大，要么把风筝吹坏，要么把线扯断。

风、寒、暑、湿、燥、火本是自然界的六种气候现象，正常情况下有利于人体的健康成长。如果这六种气候太过，就会影响人体健康，变成致人生病的因素，中医上就称之为"六淫"。

七情是指人的七种情绪，是人对外界刺激产生的心理反应。升职了、搬新房了、结婚了、生子了，谁遇到了这类事情，心里都会喜滋滋的，这就是"喜"。亲朋好友如果有人不幸遭遇车祸、因病去世等，那心里肯定悲痛不已，这就是"悲"。如果没有了七情，对什么刺激都没有反应，那就是"植物人"。当然，如果"七情"过度，也会对身体造成伤害。人们对失去亲人的人常安慰说"节哀顺变"。失去亲人，心情悲痛，人之常情。如果不能节制哀痛，久久不能从悲痛中解脱，就会对身体造成损伤，甚而导致患病，出现气短乏力、情绪低落、面色萎黄等。《黄帝内经》上讲的"悲则气消"就是这个道理。吴敬梓的《儒林外史》中有一篇小说《范进中举》，很多人都读过。范进终于考中了多年梦寐以求的举人，喜极而疯。当然谁中举了，都会喜笑颜开，但范进喜过头了，变成了精神病，他患了"喜心疯"。

与儿童发病相关的病因

小儿天真无邪，很少有七情内伤致病，多数孩子的致病原因在于外感与食积内伤所致。

风邪

感冒的一个别名叫"伤风"，很形象、简洁、明了。

人活动出汗后，没有及时有效地避风。风一吹，汗液蒸发，身上感到丝丝凉意，这时就很容易感冒，俗语讲"晾着汗了"。

 小贴士

避免空调带来的寒邪伤身

"旧时王谢堂前燕，飞入寻常百姓家"，随着空调的普及，空调病也变得越来越多。其中最常见的就是空调带来的寒邪伤身。每年暑天，天气越热，发热的儿童越多，不是中暑，而是吹空调导致的伤寒感冒。曾经有一位年轻的妈妈说，她生孩子时正是夏天，产房的空调温度低，冷风又直吹着她，导致她出现产后肢体冷痛。所以为了避免空调带来的寒邪伤身，一定要注意：

1. 温度不宜设定得太低，以26℃～27℃为好；
2. 不要让冷风直接吹到身体；
3. 房间不要长时间密闭，适时地开窗透气。

因此，孩子运动前，要减少衣物，以免出汗；孩子出汗后，不要立即脱衣服，要及时擦汗，让孩子回到室内或者避风的地方。

给孩子洗澡时，也要用屏风遮挡，以免感受风邪，诱发感冒。

寒邪

寒邪致感冒也很常见。感冒的另一个别名是"伤寒"。伟大的医学家、被称为"医圣"的张仲景所著的《伤寒杂病论》，实质上就是论述伤寒及伤寒所导致的一系列并发症的治疗。在古代，伤寒一般在寒冷季节才会发生。现在由于高科技的应用，无论在什么季节，人们都能"制造"出寒邪。炎炎夏日，你进了空调房，那种冷气会让你受寒，所以，天气越炎热，受寒发热的患者就越多。当你进入冷库时，如果不做好防护措施，也容易受到寒邪的侵袭。

有一年的5月下旬，我在北京出差，晚上8点，一个朋友打电话找我索方。说她的孩子下午踢足球，全身大汗淋漓，回家后就打开空调，温度设得很低，刚吹了半个小时，孩子就开始发热，虽无汗，但通体烫人，真正的"全身无汗，体若燔炭"，孩子头痛、肌肉酸痛、咽痛，体温39.5℃。我问明情况后，开了一个小方：麻黄汤原方加生石膏。孩子当晚连续喝2服，翌日晨起，体温已恢复正常。

饮食所伤

饮食为人的生命活动提供能量。儿童正值生长发育时期，需要各种营养物质，饮食显得尤其重要。很多家长害怕孩子营养不足，总是喂孩子一些高蛋白、高热量的食物。当摄入的热量超出孩子的需要时，要么孩子被养成了小胖墩，要么孩子被养得面黄肌瘦、厌食，还很容易生病，反复感冒，反复发热，反复咳嗽，有的还出现哮喘、病毒性心肌炎等。这些都是孩子饮食摄入过多，形成食积，要么伤及脾胃出现厌食现象，要么食积化火，诱发发热性疾病，甚至出现病毒性脑炎、中耳炎等。

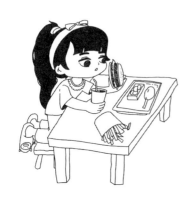

孩子的偏食习惯也是导致食积的重要原因。许多孩子偏食肉食，还有的孩子偏爱甜食等，因此，孩子见了嗜好之物，就大快朵颐，海吃一顿。吃的时候倒是痛快了，但很快就会生病的。因此，家长要控制孩子的饮食：量要均匀，切不可饥一顿、饱一顿；主食、蔬菜、蛋、肉类搭配要均衡。很多孩子喜欢吃洋快餐，吃一次就过量一次，过量食用的结果就是感冒发热。这样的例子比比皆是。

　　我们的物质生活已经极为丰富。现在的孩子在家中处在"众星捧月"的地位，可以说城市里没有一个孩子是饿着的，相反大部分孩子是吃得太多撑着的。很多疾病的发生都与食积化火、食积伤及脾胃有关。感冒发热、咳嗽等疾病与食积有着千丝万缕的联系。

发热的机理

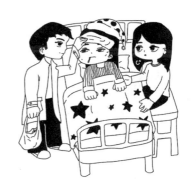

　　正常情况下，人体一直向外界散发热量。当外界温度高于体温的时候，人体主要靠水分的蒸发来散热。所以，夏天人们往往汗流浃背，其目的就是散发热量，使体温保持正常。

　　人体感受了寒邪、风邪，竖毛肌收缩，汗毛孔闭塞，中医称为"毛窍闭塞"。毛窍闭塞水分无法蒸发，热量蓄积在体内，就形成了发热、恶寒。由于体温高于外界，所以患者感觉冷，即中医讲的"恶寒"，发热越厉害，恶寒越重。如果细心观察，你会发现，有的患者虽然穿的衣服很多，或者盖的被子很厚，却仍然瑟瑟发抖，这说明是很严重的恶寒。中医上有一句话："有一分恶寒，便有一分表证。"

　　有的患儿，发热、恶寒、无汗，人们通俗地将这称为"干烧"。这种情况说明患儿所受的风寒较重，寒邪严重地闭塞了毛窍。毛窍郁闭得越重，体内的热邪越无法散发，发热就越重，形成高热。现在常见的空调病就多属于这种"干烧"。许多人从炎炎的烈日下，汗流浃背地钻进空调房中，寒邪突然袭击肌表，使毛窍闭塞，出现发热、恶寒、无汗，肌肉酸痛等症状。

另外，体内有火热之邪是高热的主要原因。人们常说"无风不起浪"，对于小儿来讲"无火不发热"，也就是说，体内没有积火是不会发起高热的。中医经常讲的"寒包热"，就是体内有积热，体表有寒邪束缚。寒邪外束越紧，体内热邪越不易散发出来，热邪越积越重，就会出现"高热不退"。可以用一个公式总结大多数儿童感冒发热的病因病机：

感冒发热=体内火热蓄积+外感风寒之邪

低热、中热、高热

测体温时，应先将体温表的水银柱甩到35℃以下，测腋下温度时，要先擦去患儿腋窝的汗，再把体温表有水银柱的一头放在腋下夹紧，5分钟后取出。患儿若不配合，则可以测肛温。不过现在有多种更先进的电子体温计，非常方便，所以很少测肛温。

根据体温对发热进行分类（一般采用腋下体温）：

正常为36℃～37℃　　　低热为37℃～38℃

中热为38℃～39℃　　　高热为39℃～41℃

发热与出汗

学中医的人都知道"有汗用桂枝，无汗用麻黄"，是说治疗发热性疾病时，如果患者身上有汗，就用桂枝汤治疗；如果身上无汗，就用麻黄汤治疗。发热时有无出汗，对选方用药很关键。发热伴有出汗者，一般发热温度不高。这说明感受的风寒之邪气较轻，正因为寒邪较轻，所以毛窍没有被完全闭塞。如果从单个毛孔来看：毛孔的大小可能处在正常与完全郁闭之间；如果从整体来看，可能身体中20%～70%的毛孔还处于开放状态。这样可以稍稍出汗，热量还可由毛窍泻出，因此这类病人一般不会发高热。《伤寒论》上说："啬啬恶寒，淅淅恶风，翕翕发热。"再伴有鼻鸣、干呕，典型的桂枝汤证。

　　我曾用桂枝汤原方治疗过多位感冒患者，印象较深的两位都为刚退休的老年女性，感冒数天，服用羚羊解毒片、感冒冲剂等药物效果不佳，身上微微出汗，不发热，但恶风、鼻鸣、鼻音重，脉浮而缓。我都开了三味药：桂枝30克、白芍30克、甘草15克，配上大枣10枚，生姜1块（大拇指大小），煮取药液300毫升，一次温服，然后喝一碗热的小米稀粥，使其全身出汗即可。有两位患者都是一服药而治愈，其中一位患者好几次感冒的治疗，都是用桂枝汤这个方子治愈的。我想，这个方子与体质可能有一定的联系。

　　其实桂枝汤也不神秘，一共5味药，只需要在药房中买3味，即桂枝、白芍、甘草，其余两味生姜、大枣，药房一般不销售，自己家的厨房中常备。我们经常使用的治疗感冒的小验方——热姜汤，就是由此衍生出来的，只不过用红糖代替了大枣而已。生姜辛温，能发汗、散寒，所以对寒邪侵袭造成的感冒有一定的预防与治疗作用。冬天受到寒冷北风的侵袭时，或者被大雨淋成落汤鸡时，喝上一碗热姜汤，对身体很有益处。另外，热姜汤对于因寒冷导致的胃脘疼痛，也有治疗作用。

是风寒感冒，还是风热感冒？

　　儿童的感冒发热常常是由内因与外因相互作用产生的。外因刚才已经提到了，主要是外感六淫（自然界中的六种气候现象，风、寒、暑、湿、燥、火，当这六气太过，如太寒、太热等等就成为致病因素，成为六淫，淫是"太过"的意思）。六淫中，最常见的致病因素当属风、寒，所以，感冒大多由风寒引起，另外，很少部分由风湿之邪引起，基本上没有风热之邪引起感冒的。

　　许多读者看到这里，都不禁产生疑问："你说得不对啊，连不是中医科班出身的人都知道感冒最常见的分型就是风寒感冒与风热感冒。"的确如此，新中国成立后的许多《中医内科》教材大都沿用了这个感冒分型方法，真正的是"人云亦云"。许多初学中医的人也拘泥于这种分类法，认为风热感冒就是感受风热之邪所致。这样就把中医学死了、学教条了、学僵化了!

　　其实,你只要注意自己的切身感受,就不会这样认识风热感冒了。天气很暖和,吹到身上的风你都感到很和煦、很温暖,甚至感到热风,这种风吹到你的身上,还能导致汗毛孔闭塞吗?汗毛孔不郁闭,怎么能感冒发热呢?我是没有这种感觉,也没有过这种经历。把感冒分出一个风热型来,实在是误人不浅!我上大学实习儿科时,带教老师还教我们区别哪些是风热感冒、哪些是风寒感冒,到头来弄得我们一头雾水,还是不能区分开来。只好回去背课本吧:有汗的属于风热,无汗的属于风寒,咽痛、咽红的属于风热,流清稀鼻涕者属于风寒,流浓稠鼻涕者属风热,黄黏稠鼻涕属风热等,可是有的患者一开始流清涕,逐渐转为流黄涕,那这属于风寒还是风热?许多人都犹豫不决了,这肯定属于风寒,但是体内有积热。后来学《伤寒论》时,一个老师考了我们一道判断题:风热发热脉浮而数,风寒发热脉浮而迟。结果,许多学生都认为这句话正确,而老师的标准答案是不正确。为什么呢?凡是发热,脉搏总是快的,所以无论风寒还是风热,只要发热是不会出现迟脉的。那时许多学生都只能是望文生义,原因是没有临床体会。

　　我说了这么多,其实就是想强调一点:感冒发热的外因只有一个,就是感受风邪或风寒之邪,没有风热之邪。

　　如果有风热感冒也不能理解为感受风热之邪引起,而是体内蕴结了火邪、热邪,再加上受凉(感受风寒),就会出现感冒发热。许多人感冒发热的时候,或者伴有咽痛、咽红、扁桃体肿大,或者伴有口腔溃疡、牙龈肿痛、舌体生疮、舌痛,或者伴有鼻腔的生疮、鼻痛,或者伴有大便干结等等,这些都是体内蓄积了火热之邪的外在表现。民间有一个词叫"热伤风",这个词非常好,能较为准确地反映最常见的感冒的特点:首先是热,就是体内有热邪,我们常说先"上火",然后才是"伤风",这样才导致了感冒的发生。这也符合辩证法的规律:内因是基础,外因是条件。没有上火这个基础,单纯伤风是不会引起严重的感冒的!

发热的常用治法

清朝程钟龄在《医学心悟》中总结的中医治法最受人们推崇，又称"治疗八法"。程氏在归纳总结前人五法、六法时，结合自己的临床体会，提出"汗、吐、下、和、温、清、补、消"八种方法，"八法"至今仍有效地指导着临床医生的实践，这是程氏对祖国医学的伟大贡献。

汗法　就是利用药物或者其他方法使人发汗的方法。我们日常生活中也经常用到，譬如感冒发热了，症状较轻而且单纯，喝上一碗热的姜汤红糖水，盖上被子发发汗，睡上一觉，就好了。这就是汗法。

出汗不仅能够解表、退热，治疗感冒，而且经常运动发汗，可以消耗热量，清除体内的热毒之邪，就能有效地预防感冒的发生。经常运动发汗还可以降血压、降血脂。儿童不运动发汗，就会消化不好，容易形成食积，食积化火，就诱发感冒。因此让儿童经常做一些运动性游戏或户外活动，达到轻微出汗，就能促进孩子的消化、吸收，防止食积、预防感冒。现代人越来越文明，越来越懒，许多人出有空调车，入有空调房，真正的"四季如春"了，基本不出汗，但身体状况越来越差，各种现代病、文明病悄然上身。所以为了身体的健康，要学会出汗。

吐法　现在已经不太常用了。因为吐法会损伤人体的胃气、损伤人体的正气。但吐法能够排毒、祛痰，能治疗许多疾病。有一些人采用吐法自我治疗，譬如一些喝酒的人，为了应酬或者其他目的，"朋友铁，喝吐血"，喝了大量的酒，不能支撑，只好自己跑到盥洗间，用手指刺激咽喉，立刻吐出大量的酒，避免酒精中毒。

吐法也能治疗儿童发热。有一次，全家人一起去饭店，儿子与他表弟年龄相仿，玩得很好，一起吃饭时也是边吃边闹。上了一只烤羊腿，非常香，两个人吃得较多，我一再阻拦，儿子就是不听话，结果吃多了。羊肉不好消化，又是大热之品，晚上11点多，儿子就喊不舒服，发热、腹痛、腹胀，肯定是积食了。我给他服用几片小儿消食片，帮他揉腹，儿子还是不舒服，欲吐，折腾了半个小时，儿子终于吐出来了，出了一身汗，也退热了。然后他安然入睡，第二天就健康如常了。

　　还有一个朋友的孩子，才8个月大，因一次喂食面条过多，翌日出现发热，体温39.6℃。上午9点，朋友来电话找我，我得知孩子精神还不错，就告诉朋友给孩子先服点退热的药物，多喝点水，下午来门诊看一下。我下午看了孩子，问了病史，叩叩孩子肚子，嘭嘭的，像敲鼓一样，典型的食积。孩子就是食积外感，我开给孩子一个常用的方子，到晚上睡觉前让他分多次喝进去1剂药（每剂药煮取300毫升药液）就能退热。晚8点，朋友又来电话，说给孩子喂了两次药，有120毫升，第二次全吐了，并说吐的时候孩子出了一头汗。我告诉他吐了没问题，继续喂药，一定要喂下去。次日8点朋友来电话告诉我，早晨孩子体温已恢复到36.5℃。后来我思考这个病例，有点歪打正着的效果，本来我并没有用催吐的药物，但是因为中药味道不好，有一定的刺激效果，客观上起到了催吐的作用，孩子吐出了体内的食积之邪，清除了内热，还发了汗，发热就治愈了。

　　清法　清法就是"清热法"的简称，老百姓常说的"清清火""败败火"，中医常说的清热解毒法、清热泻火法。经常用的中成药有清热解毒口服液、清开灵颗粒、清肺化痰口服液等，都是以清热解毒法为原则来组方的。为什么说感冒需要清热解毒呢？因为感冒发热的患者常常表现出热毒内盛的症状。有的患者咽部充血、扁桃体肿大甚至化脓；有的患者口唇出现疱疹，俗话讲"火燎疱"；有的患者出现口腔或舌体的溃疡，疼痛难耐，进食时更是痛苦不堪。

　　治疗感冒还不能单纯使用清热解毒法，因为单纯使用清热解毒法常常疗效不好。我在给患者诊疗疾病时，常常遇到有的感冒患者吃了四五服中药，感冒也不好，看看患者所用的方子，全是清热解毒的药物。开这种方子的医生大多数是受西医思想影响大的中医。因为西医认识感冒主要是由感冒病毒引起的，治疗感冒理所当然就要清热解毒了。按照这个思路下去，中医当然也只会用清热解毒治疗感冒了。中医认为感冒是内有郁火、外感寒邪所致，所以必须发汗解表散寒、清除体内郁火。因此我常常在前一位医生开的方子的基础上加上苏叶、羌活、独活、麻黄、桂枝、薄荷、葱白等其中的两三味，一般用上三四天，患者感冒很快就能痊愈。

消法 患者称"消积导滞法"。运用范围比较广泛，凡由气、血、痰、湿、食等壅滞而形成的积滞痞块，均可用消法。由于致病的原因和病情的不同，消散的方法可分为消食导滞、消痞化积、软坚散结、消肿溃坚等。在儿童感冒的治疗中，最常用的就是消食化积法。食积是小儿最常见的病理因素，也是最常见的致病原因。老辈人不是常说"要想小儿安，须得三分饥与寒"吗？小孩天真无邪，除了玩就是吃，不知饥饱，尤其是见了好吃的，美美地吃上一顿，然后就感冒了！这样的例子比比皆是。曾有一个患儿，反复感冒。爷爷、奶奶带着来看病，一看就知道是爷爷、奶奶的"宝贝疙瘩"。患儿长得挺胖、挺壮，就是经常感冒发热、咳嗽，奶奶问我为什么。我问谁带的孩子，奶奶说孩子的爸爸、妈妈上班特别忙，所以老两口带孩子。老两口尤其是奶奶生怕孩子吃不好，端着饭碗跟着孩子喂饭，吃饱了还要再让孩子吃。我告诉患儿的奶奶说，之所以反复感冒是因为孩子吃得太多，以后少喂一点饭，吃个七八成饱就可以，避免发生食积，做到这一点就不会反复感冒了。后来，孩子的奶奶打电话说按照我说的去做，遇到孩子喜欢吃的，也不让他吃得太饱，不愿意吃了就不再让他吃，孩子已经好长一段时间未再感冒了！

这种"隔辈疼"了不得，许多孩子都是姥姥、姥爷、爷爷、奶奶带着。这些老人对自己的儿子、女儿都要求甚严，但对这些孙辈却溺爱有加，小孩想吃什么给买什么，还让孩子一次吃个够，孩子吃得感冒发热，结果少不了受到儿子、女儿的抱怨。希望那些爷爷、奶奶、姥姥、姥爷们带孙辈时，一定不要溺爱、放纵孩子，这样不仅会损坏他的健康，还会让孩子养成不好的性格、不好的习惯。

上面介绍的汗、吐、清、消四法，是临床治疗感冒发热最常用的方法。在实际运用中，常常将四种方法综合起来运用。有单独使用汗法的，譬如生姜红糖水；还有汗法与清法配合使用的，譬如麻杏石甘汤；还有汗法与清法、消法配合应用的，如防风通圣丸；还有汗法、清法、消法联合应用的，那就是我独创的治疗小儿感冒发热常用的、屡试不败的清消散退热合剂，希望能解各位读者的燃眉之急。

清消散退热合剂

麻黄6～10克　　　生石膏40～60克　　　杏仁6～9克

金银花10～30克　　连翘6～12克　　　　生地20～40克

玄参20～40克　　　麦冬20～40克　　　　焦三仙各10～15克

厚朴6～12克　　　　槟榔6～15克　　　　苏子9～15克

甘草6～10克　　　　生姜10～20克　　　　罗汉果1个

大枣6枚为药引

水煎服。每日1服。温水浸泡1小时，开锅后，改成文火，煎20～25分钟，滤取药液550毫升，沉淀，取上清液450毫升，分2～4次，趁药液温和、不烫口时服用。

方中剂量都是一个范围，具体剂量的确定不仅仅与孩子的年龄、体重有关，还与病情的轻重有关，譬如寒邪束表、内火的严重程度等。

适应证：发热、咽痛、咽部充血、扁桃体肿大、大便干结或二三日大便一次，腹胀。口唇鲜红如妆，舌质红，苔薄黄或者黄厚，"地图舌"者亦可以使用。

药后反应

微微汗出：只有汗出，才能退热。

轻微腹泻：稍有腹痛、腹泻，每日2～3次，稀软便。这是正常反应，体内火邪随大便排到体外的表现，也就是"祛邪"。

这个方子退热见效较快，而且退热后不易反弹，能很好地清除患儿体内的热邪，消除其体内的食积，祛除其体表的寒邪，从根本上解除人体所处的发热状态，所以才会有很好的效果。

一个15岁的男孩，期末考试前感冒发热，输了几天液，仍发烧不退。眼看着考试一天天临近，孩子很是着急。孩子的姑妈是我同事，就让孩子找我治疗。其实治疗很简单，孩子鼻塞、流黄色黏稠鼻涕，发烧，头痛，扁桃体肿大、化脓，大便干、每日1次，舌质红，脉数，我的方子还是用清消散退热合剂加入白芷12克、辛夷6克（包）、川芎9克。水煎服，煎法同上。煎取药液600毫升，沉淀，待温和，取上清液550毫升，分2~4次服尽。孩子用完1服药，体温就恢复正常，能坚持上课了。他共服用5服药就彻底好了，顺利地参加了期末考试，还取得了优异的成绩。半年后，这位小患者再次感冒，非得再找我治疗，然后说要拜师跟我学中医。自从我那次治好了他的病，他便对中医感兴趣了，看了不少中医书，还在读《黄帝内经》。我劝他，好好读书，将来可以考中医院校，然后再跟我学也不迟。这件事对我触动很大，没想到这么小的孩子因中医治好他的病而迷恋上了中医。我感觉到中医是不会消亡的，因为中医有显著的疗效，有很强的生命力，所以很多人会自发地继承、发扬这项事业！

中药灌肠也能快速退热

在一次业内的朋友聚会时，我与一位省级大医院肿瘤科的医生坐在一起。其间聊起了孩子感冒发热问题，这位学西医的医生深有体会地说："中医很有效果。"有一次，她孩子发烧，高热到39.5℃，输抗生素、激素，热就下来，然后又升上去，折腾了两三天。她自己很明白，这些药物对身体的副作用很大，不愿意再用这些药物。恰好在这时候，遇到了本院的一名同事，中医科的，见她因孩子发烧很着急，就建议孩子吃几服中药。孩子以前从没吃过中药汤剂，家长担心喝不进去。那位医生说："喝不进去，灌肠也行，退热效果也不错。"医生给孩子开了3服中药，结果孩子灌肠1服，烧就退了。从此，只要孩子发热，就不再输液，家长抓上几服中药，给孩子灌肠就行了！

有的孩子喝不进去中药，中药灌肠也是退热的较好选择，尤其适用于发热伴有大便干结的患儿。

灌肠就是用输液管将一定量的药液由肛门灌入直肠、结肠，以帮助患者排便、退热。灌肠操作方法比较简单，居家操作也很方便。除了灌肠的药物外，只需购买一套一次性输液器、一瓶250毫升生理盐水即可。灌肠的操作方法如下：

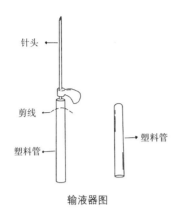

针头

剪线

塑料管

塑料管

输液器图

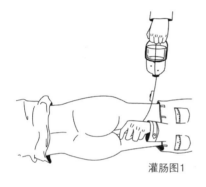

灌肠图1

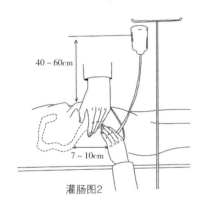

40～60cm

7～10cm

灌肠图2

1. 用剪刀将输液器的针头端剪掉，塑料管（灌肠管）剪成凸圆弧形，以免有尖刺伤肠壁。

2. 把生理盐水倒掉，把药液200毫升灌入空的生理盐水瓶中，药液温度保持在28℃～32℃，温和而不烫手即可。

3. 患儿取左侧卧位（根据肠道解剖位置，借助重力作用使溶液顺利流入肠腔），脱裤子至膝部，右腿屈膝，左腿自然伸直，臀部移至床边，臀下铺一次性护垫，弯盘置臀边。

4. 将药瓶挂在某一位置固定，液面距肛门40～60厘米。用肥皂液润滑灌肠管前端；打开输液器开关，放出少量液体，排出管内气体。

5. 左手持卫生纸分开患儿臀部，显露肛门。嘱患儿张口呼吸，使肛门括约肌放松，按解剖结构插灌肠管，即先向前，再往右后方，轻轻插入直肠10厘米。

6. 打开输液器开关，固定灌肠管，使溶液缓缓注入。

7. 待溶液将滴尽时，关闭输液器开关。用卫生纸包住灌肠管拔出，放入垃圾桶，擦净肛门。

8. 让患儿平卧，尽可能保持5～15分钟，以利药液吸收、粪便软化后排便。

注意

1. 观察输液瓶内的液面下降情况，如果液面下降缓慢，可稍移动灌肠管，必要时检查有无粪块阻塞。

2. 若患儿有便意，欲大便，应使其大便，便后再将剩余的药液灌入。

优点

1. 无损伤，无痛苦，患儿易接受。

2. 退热效果好。

3. 操作方便，家中就可操作。

灌肠方

麻黄12克	生石膏100克	杏仁12克	甘草10克
金银花40克	连翘15克	生地30克	玄参40克
麦冬40克	枳实12克	槟榔15克	大黄10克

加水800毫升，浸泡1小时；武火煮沸，改文火，煎煮25分钟；取液体约500毫升，静置；待温度降至30℃左右，取上清液，灌入250毫升的生理盐水瓶中，备用。

发热患者的饮食宜清淡

发热患儿一般内火较重，多伴有食积、腹胀。要想退热迅速，而且退热后，热势不反弹，就必须注意：①饮食要清淡、适量，②多喝温水，③千万不可过食油腻、煎炸、肉类等食物。

喝温水优于喝冰水。发热时，口干舌燥，许多孩子喜欢喝冷饮，这是不科学的。喝冷的虽然一时舒服，但会使汗毛孔闭塞，不利于发汗，因此外邪不容易排出，不利于感冒的治疗。喝温热水不仅补充水分，还可以促进汗出，有利于感冒的快速痊愈。

在给许多患儿开完处方后，我都会给家长交代，饮食要清淡，以粥、面条、汤类饮食为主。这里的汤类是指蔬菜汤、鸡蛋汤，而不是羊肉汤、鸡汤等肉汤。

粥类、蔬菜汤类，能补充水分，趁热服还有助药力、促发汗的作用，可以促进感冒发热的痊愈。各类肉汤含有的热量较高，喝进去会助热生火，加重体内的火热之邪，不利于退热。患儿刚刚退热如果食入肉汤过多、过于油腻，容易再度发热。中医认为这属于食复。

大便通畅是退热的必要条件

发热患儿常有大便干结或者数日不大便的情况，要想退热，必须通便。唯有大便通畅，体温才能下降。有一名患儿，7个月大，发热5天，热势起伏不定，虽输抗生素3天也不解决问题，体温超过39℃。服用泰诺林，服后就退热，维持一两个小时，体温再升高。来诊所时，患儿精神尚可，但不愿吃饭，腹部叩诊呈鼓音，平素大便干结，今已3日不大便，舌质红、苔厚，手足心热。我开方用清消散退热合剂加大黄5克，水煎服。

患儿服药后，次日，曾经吐过一次，患儿家长打电话给我，说孩子热还未退，又吐了药。吐这一次，我感觉是好现象，可以消除内积。问及孩子大便，仍未下，我嘱咐家长继续给孩子服药，直到其大便通畅。结果下午1点左右，孩子大便顺利泻下。发热随即而退，有了胃口想吃东西。这样的患儿非常多见，所以，一定要设法保持发热患儿大便通畅。

高热惊厥的预防

高热惊厥的症状

高热惊厥俗称"高热抽风"。高热持续不退，突然出现昏迷、抽搐（四肢强直并阵阵抽动，面部肌肉也会不时抽动）、双眼上视（俗称"翻白眼"），或者出现斜视、凝视，牙关紧闭，严重时会口吐白沫、大小便失禁等。

高热惊厥损伤大脑

"小儿疾之最危者，无越惊厥之症。"古人已经总结、认识到了高热惊厥的危害。小儿惊厥是疾病中最危险的，原因是高热惊厥多对患儿的大脑产生损伤，影响其智力发育。惊厥持续时间越长，对大脑伤害越大，最担心惊厥发作时间在5分钟以上。中医学上还有"惊风三发变为痫"之说，如果多次发生惊厥，容易演变为癫痫病。

个别情况下，因患儿发作惊厥时处理不当，导致痰涎堵塞气管，产生窒息而死亡。

孩子高热抽风时，家长怎么应急？

一般处理

当患儿因高热发生抽搐时，家长常常十分紧张、手忙脚乱，甚至半夜抱着患儿去医院。其实高热惊厥症状大可在几秒钟或几分钟内自行平息，因此，发生惊厥时，如果患儿是躺在床上，就不必担心，如果是在道路上、水边或容易跌落的地方，则要将患儿抱起转移到较安全的地方进行处理。使其头偏向一侧，松解患儿的衣扣、腰带，随时擦去患儿口中的呕吐物，以防窒息。患儿发生高热惊厥症状时不会自行咬伤舌头，不用向其口中填塞任何物品。

针刺人中穴、涌泉穴，解除痉挛

人们都有这样的常识，患儿高热惊厥发作的时候，按压或针刺人中穴可以缓解惊厥。那么，应该怎样准确地找到人中穴呢？

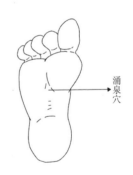

人中穴位于鼻唇沟的上1/3与下2/3交界处，家长可采用按压穴位的方法，如懂医，可用针刺法。针刺时应由下向上斜刺，一般进针不要太深，进针后可用捻转或提插等稍强的刺激手法，一般刺激2～3分钟。如针刺人中穴后抽搐未见缓解，可同时针刺涌泉穴。涌泉穴位于足掌心前1/3与后2/3交界处，针刺时最好采用直刺，进针后可用捻转或提插等强刺激手法。

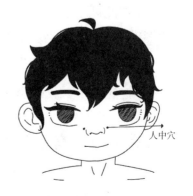

退热

经针刺患儿抽搐缓解后，应用针灸进行退热治疗，亦有很好的效果。针刺退热一般常用穴位有风池、大椎、曲池、合谷等，但是这几个穴位的取穴及操作较为复杂，可以采用放血退热的方法。选取耳尖、耳背静脉处放血，方法是用三棱针点刺，放血4~5滴即可，这种方法退热比较迅速，也非常安全。

家中若备有小儿退热栓，可立即取出一枚放入患儿肛门；同时，可用凉毛巾或冰袋放在患儿额头上。

若经上述处理，患儿仍不断发生抽搐应立即送医院治疗，以免抽搐时间过长发生意外或使大脑受到不可逆的损伤。送患儿去医院的途中，还需时时注意保持患儿呼吸道通畅，以防止患儿呕吐物的呛入。

清醒后的患儿，可多喝些水，补充因高热出汗丢失的水分。

高热惊厥是由内火旺盛、热极生风所致

患儿内火旺盛经常表现为：口渴、口臭、口疮、咽炎、扁桃体炎、烦躁、易怒、面红目赤、眼眵增多、食欲不振、爱哭闹、大便干燥或者便秘、小便黄赤、舌苔黄厚腻等一系列上火现象，或者某单一现象常有出现。

一旦患儿遇到外感，开始发热，然后体温迅速升高，一般超过39.5℃，如果体温超过40℃，极易发生惊厥症状，中医上称为"热极生风"。有的患儿体温刚到39℃，也发生了抽风。

一般孩子在5岁之后不再发作高热惊厥，但也不是绝对的。凡是有高热惊厥史的孩子，若有以上内火旺盛表现，出现感冒发热极易再次发作惊厥。

未病先防，清除内热，预防抽风

中医防治原则主要是清热泻火、凉肝熄风。按照"未病先防、已病防变"的原则，重点在于清除内火。内火消除，即使感冒，也不至于发生高热。没有高热，何来热极生风？一般情况下就不会发展到高热惊厥的地步。

已病防变，高热患者及时使用羚羊角粉

羚羊角粉是一种名贵中药，古代都是别国使者向皇帝进献的贡品，也是皇帝赏赐给亲信大臣的贵重物品。好钢用在刀刃上，才能发挥其作用。

羚羊角粉就是治疗高热惊厥的，只有这时，才能发挥其重要作用。

当患儿发热温度达39℃时，就必须及时给患儿服用羚羊角粉，既能退热，又能预防惊风的发作。如果患儿已经有过高热惊厥的病史，一定要注意，在患儿第一天发烧超过38℃就用羚羊角粉，不要等惊厥发作了再服用。羚羊角粉有很好的退热、解痉熄风作用。

 小贴士

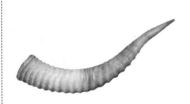

羚羊角

羚羊角为牛科动物赛加羚羊的角，属于名贵药材，有神奇功效。（现在新疆等地已人工饲养羚羊。）锯取羚羊角，晒干后砸碎，粉碎成细粉，即为羚羊角粉。

羚羊角性寒，味咸，归心、肝经，具有平肝熄风、清肝明目、凉血解毒的功能。主要用于高热惊厥、神昏痉挛、子痫抽搐、癫痫发狂、头痛眩晕、目赤翳障、温毒发斑、痈肿疮毒等。

视频：感冒高热怎么办

视频：感冒初愈防食复

第六章　烦人咳嗽何时休

咳嗽是个很常见的症状，尤其是小儿感冒时最易出现。只要孩子咳嗽，许多家长就心惊胆战，脑海中就蹦出"坏了，孩子又感冒了"的想法。

秋冬季节，天气一天一天地变凉、变冷，出现咳嗽的患儿也越来越多，那么就需要对咳嗽有一个正确的认识。

咳嗽，从字面上分析，分为咳与嗽。咳又称为"干咳"，有声无痰，大部分患儿咳都属于干咳，虽然咳声重浊，似乎肺部有痰，但大多数不易咳出。嗽是指"有痰无声"，又称为"嗽痰"，这种情况多数发生在老年人身上，老年慢性支气管炎或者慢性喘息性支气管炎患者，常常晨起吐上几口痰。多数情况下，咳嗽时既有声又吐痰。

咳嗽不一定都是疾病

咳嗽是咽部、气管、支气管等呼吸道部位对外界刺激的一种反应，也是属于人体自我保护反应之一。人们呼吸了很冷的空气，这种冷空气通过鼻腔、咽部，未得到充分的湿润、加温，进入气管后刺激气管，引起咳嗽。这就像人的肌肤突然受凉、汗毛突然竖立起来、打个寒战一样。

吸入带有刺激性气味的空气或者吸入烟雾、带有粉尘的空气，也会导致咳嗽。前些日子，有人来我这里看咳嗽。那人是个油漆工人，在家具厂给家具喷漆，油漆带有刺鼻的甲醛味，每喷一次漆，这个油漆工就咳嗽好几天。我告诉他：单纯靠药物控制咳嗽不是办法，这样下去会患职业病的，必须调换工作！除此之外，许多工人在粉尘环境下工作，又缺乏防护措施，长期咳嗽，久而久之，可能发展为尘肺、硅肺等。

有一年，也是深秋季节，正是农村秋收秋种之时，济南郊区的农民在田野里焚烧秸秆，滚滚浓烟随风飘入市区，空气中弥散着一股焦煳的味道，像下了一场大雾，能见度极低，许多航班因此延误。一出门呼吸到这种味道，人就想咳嗽。那些日子，咳嗽的患者猛然增加。随着烟源的控制，加上北风一吹，烟雾散尽，空气清新，人们的咳嗽自然也就痊愈了！

有些孩子的咳嗽是因为"乔迁之喜"。现代城市家庭买了房子之后都要费尽心思去装修，有的还装修得非常奢华。很多装修材料都含有大量的化学成分，这些化学成分缓慢释放到空气中，虽然有些房子装修完工后空置通风透气了一段时间，但空气中还存在一些刺激性气味。正所谓：祸兮福所倚，福兮祸所伏，乐极易生悲。孩子的气管比较娇嫩，反应较为灵敏，不耐受刺激。孩子住进新房后，患了过敏性哮喘、咳嗽。对策：多开窗、勤通风、勤换气，增强个人体质。

冬天到了，许多家庭都安装了取暖设施。水暖暖气稍微好一些，但是如果温度较高，室内的湿度就会减低，空气干燥，气管失润，就容易引起咳嗽。使用空调（包括中央空调）取暖更容易导致空气干燥。中医称之为"燥邪"。燥邪刺激气管，易形成咳嗽。冬天除了多喝水外，有条件的话，装一台加湿器，可以增加空气的湿度，避免燥邪刺激气管。

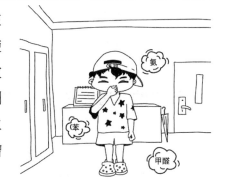

咳嗽与感冒常常形影不离

小儿咳嗽多为感冒的前期症状、伴发症状或者后遗症状。有的患儿先

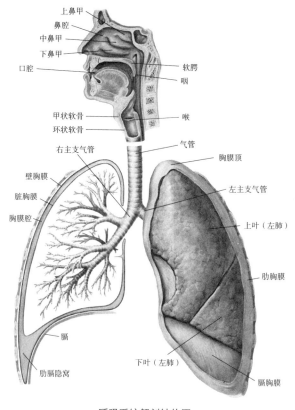

呼吸系统解剖结构图

上鼻甲
鼻腔
中鼻甲
下鼻甲
口腔
软腭
咽
甲状软骨
环状软骨
喉
右主支气管
气管
壁胸膜
胸膜顶
脏胸膜
左主支气管
胸膜腔
上叶（左肺）
肋胸膜
膈
下叶（左肺）
肋膈隐窝
膈胸膜

出现咽痒、咽痛、咳嗽，两三天后才出现发热、鼻塞、头痛等症状，这时咳嗽就成为感冒的首发症状；有的患儿先出现发热、鼻塞流涕，同时出现咳嗽，这时咳嗽就成为感冒的主要症状；还有的患儿感冒时经过输液、退热等治疗，其他症状逐渐消失的情况下，咳嗽缠绵难愈，成为感冒的后遗症状。总之，感冒时就容易咳嗽，诱发咳嗽的最常见疾病就是感冒。

从呼吸系统的解剖结构来看，呼吸道的每一部位受到刺激都容易出现咳嗽的症状。咽部的慢性炎症、扁桃体的炎性刺激、气管支气管的炎症、气管异物、肺炎、肺与支气管的肿瘤、冷空气及其他毒性气体对呼吸道的刺激，都易诱发咳嗽。

咳嗽的发病机理——肺气上逆

中医认识问题的特点就是善于从宏观、从整体入手，譬如对于咳嗽的认识，无论什么原因、无论哪个部位的毛病，只要是咳嗽，那就是肺气上逆。

肺的主要任务就是呼吸。正常情况下，一呼一吸，呼吸均匀、深浅有度。呼气时，气向上行，叫作"升"，气排到体外，叫作"出"；吸气时，气向下行，叫作"降"，气吸入体内，叫作"入"。呼吸正常情况下，升降有序，出入正常，这就是人体气的运动。

咳嗽时，气出多入少，严重咳嗽时，人会憋得脸色发红。这是肺气上逆、血气上涌所致。

感受外邪时，发生的咳嗽就是外感咳嗽。风寒之邪束于肌表，毛窍失于宣散，肺气得不到宣发，因此不能很好地肃降（指肺气的清肃和下降），所以，就出现肺气上逆，发生咳嗽。

没有感受外界的六淫之邪的情况下，体内的病理产物也可以影响肺气的升降，出现肺气上逆，导致咳嗽。譬如肺内热邪旺盛、体内痰邪较重、食积于胃肠、急躁易怒使肝气上逆，这些因素都可以使肺气上逆，出现咳嗽。这些咳嗽，我们称之为"内伤咳嗽"。

患者久病时，常常是外感与内伤相互夹杂，有时偏重于外感，有时偏重于内伤。单纯的外感咳嗽、单纯的内伤咳嗽临床都很少见到。

风寒咳嗽？风热咳嗽？食积咳嗽？

很多家长为了孩子的健康，学习了解了一些中医药知识。常有一些人问我："我的孩子咳嗽属于风寒咳嗽、风热咳嗽，还是食积咳嗽？"

风寒咳嗽

儿童受凉后，出现咳嗽、发热，但发热温度不高或不发热，流清鼻涕，咽部无红肿、疼痛，大便每日1次，不干燥。这种情况多是单纯的风寒咳嗽，主要因为风寒之邪袭击肌表，肺气不宣。肺气不宣发，导致肃降不能，所以肺气上逆，出现咳嗽。

治疗风寒咳嗽常用**三拗汤**：

麻黄9克　　　杏仁9克　　　甘草9克

风热咳嗽

所谓的风热咳嗽就是肺热咳嗽，或者称之为"寒包热"咳嗽。这个类型的咳嗽内热的症状较为明显，譬如突发声音嘶哑、流黄色黏稠鼻涕、口臭、舌质红、苔厚、咽喉红肿疼痛、扁桃体肿大、大便干结等，咳声洪亮，咳嗽呈痉挛性，有时伴有痰声辘辘，有时干咳无痰。这类咳嗽的形成机理不单纯是由于风寒外袭，肺热熏蒸、肺火上炎更是主导因素。

风燥咳嗽也是常见的类型。秋天，气候干燥，燥邪肆虐，很多人容易发生咳嗽，中医常把这个类型称为"风燥咳嗽"。火邪旺盛，伤及阴液，就干燥了，就是风燥咳嗽。治疗时仅仅润燥而不清热解决不了问题，还必须是清热为主，润燥为辅。因此，风燥咳嗽其实就是风热咳嗽的变型。

食积咳嗽

食积咳嗽就是由食积引起的咳嗽。

食积还能引起咳嗽？很多人会产生这样的疑问。食积咳嗽，除了有咳嗽的症状外，还应该有暴饮暴食的经历、有食积的症状，口中有酸臭味，胃脘或者腹部胀满，舌苔厚。这是由于食物积于胃脘与腹部，阻碍了气机升降的通路，使肺气不能肃降，导致肺气上逆，出现咳嗽。食积咳嗽常伴有恶心欲吐。

咳嗽就拍胸片吗？

由于近年来肿瘤发病率升高，肿瘤的预防与早发现显得尤为重要。许多医生认为：不明原因的咳嗽常常是肺癌的首发症状，因此咳嗽的患者都要进行X线透视或者拍X光片检查，有的患者还要进行胸部CT扫描。成人咳嗽可以进行这方面的检查，儿童咳嗽就不太有必要了。哪位听说过有儿童患肺部肿瘤的？少之又少。因为X线透视、拍X光片、CT扫描等检查人体都是要吸收X线的，X线会对人体产生辐射损伤，尤其对发育中的儿童损伤尤为严重，所以我很反对对儿童滥用X线检查，得不偿失。

中华人民共和国卫生部发布的《放射工作卫生防护管理办法》第二十五条规定："对患者和受检者进行诊断、治疗时，应当按照操作规程，严格控制受照剂量，对邻近照射野的敏感器官和组织应当进行屏蔽防护；对孕妇和幼儿进行医疗照射时，应当事先告知对健康的影响。"

医疗X线给受检者带来辐射危害，这是毋庸置疑的事实。一次透视的放射量相当于拍10张胸片，而一次CT扫描的放射量大约相当于拍400张胸片。检查次数越多，照射面积越大，受检查者接受的放射量当然越多。患者及家长有权了解检查目的，提出取消检查，或希望改用非X线检查方法，如磁共振成像、超声成像等对人体无任何损害的非电离辐射方法。所以把拍胸片作为常规体检及肺结核普查是不正确的，对幼儿滥用CT检查更是没道理的。

望气色辨咳嗽的虚实

中医在治疗咳嗽方面具有独到的优势。为什么越来越多的人喜欢中医？其中一个很重要的原因就是中医药是绿色环保的、对人体的伤害最少。中医的诊断只需望望气色、问问病史与症状、看看舌象、把把脉。药物都是一些天然的植物，而且很多药品本身就是食品，很少有毒副作用。

中医诊治咳嗽重点还是要放在望、闻、问、切。望就是望面色。面色红赤伴有发热，多属于肺热；面色正常，伴有咽痒、咽痛、咽红者亦多属于肺热；面色萎黄、憔悴者多属于气血亏虚。几年前的一次门诊，有位咳嗽患者留给我的印象太深了。中年女性，自己经营商铺，比较劳累。感冒后咳嗽半年余，静脉滴注抗生素断断续续两个月，中药也吃了不少服，胸部CT检查未发现异常，但咳嗽就是不好。患者咳声低沉，痰少，无咽痛、咽痒，面色微黄，疲劳乏力，月经后期，失眠多梦，纳食不香，脉沉弱。她因想去韩国旅游，担心身体疲劳不支，特来调理身体。我问她以前吃的什么药，她也说不清，只是说看的都是西医呼吸科专家、中医呼吸科专家。患者以为治好咳嗽是没有希望了，让我调理调理身体就行，不然在旅游时再出毛病就麻烦了。其实从这位患者的面色、症状、脉象、病程等综合分析，她的体质是典型的虚证，气血亏虚，这一点是毫无疑问的。那就大补气血吧。我最喜欢用的方子就是补中益气汤了，这方子太好用了！不是咳嗽吗？加点麻黄宣宣肺气，加点炙米壳敛敛肺气，有宣有敛，有散有收。

复诊时，患者非常高兴，不仅体力大增，睡眠好转，咳嗽也消失了！她拿来了以前服用的方剂。西医诊断为气管炎，给她治疗都用抗生素，中医呼吸科专家也是顺着杆子往上爬，你消炎，我也消炎，使用大量的清热解毒药。患者体质都这样虚了，还用大量的清热解毒药，当然不可能有效！

望咽部知咳嗽寒热

儿童咳嗽时，望诊的一个重要内容还有望咽部，如果患儿咽部充血、扁桃体肿大，百分之一百的属于肺热咳嗽！这正是"窥一知而窥全豹""察滴水之冰而知天下之寒"。中医、西医都望咽部，看到的现象也是一致的，但对现象的分析却是大相径庭：如果扁桃体肿大、咽部充血，西医认为是炎症，中医认为属于肺热壅盛。

闻咳声区分虚实

闻就是听，仔细听咳嗽的声音。咳声高亢有力，连续频发，多为实证，属于火热；咳声重浊多是有痰；咳声轻微，多为虚证。在门诊上，患者候诊时的咳声要多加注意，一个有经验的医生应该眼观六路、耳听八方。有时我正在为一个患者写着病历，忽然听到另一位患者很有特色的咳嗽声，就能知道这位患者的基本情况了。

应问咳嗽患者哪些问题？

第一，问病因。咳嗽是怎么引起的，是感冒发热引起的，还是饮食不节引起的，还是情绪不好引起的？感冒发热引起的咳嗽，常伴有咽痛、咽痒，或者声音嘶哑；饮食不节引起的咳嗽一般都因饮食过多、食积化痰，大都伴有胃脘不适的症状；情绪不好、情绪急躁易怒也能引起咳嗽，而且咳嗽会因情绪急躁而加重，这种情况多属于肝火犯肺，中医称之为"木火刑金"。

第二，问病史。咳嗽病史有长有短。有的患者每年冬季都发作咳嗽，伴有哮喘，这多是慢性支气管炎，如果得不到及时治疗，容易导致肺气肿，最后发展成为肺心病。病史较长的患者多为慢性病，治疗起来较慢，病史短的患者多为感冒所致，治疗起来比较容易。

第三，问咽部情况。注意有无咽痛、咽痒，这一点对于咳嗽的辨证用药非常重要。如果有咽痒、咽痛，大多属于肺热，许多书上讲的"痒属于风、痛属于火"并不完全正确。无论痒或者痛，其实都属于肺热熏蒸于咽部所致，这点从中医来讲是明确无误的。同时还要结合咽部的望诊，咽部充血程度、扁桃体肿大情况、化脓与否或者咽部是否有滤泡等，这些都能佐证肺热的存在。

第四，问痰。有的患者咳声重浊，伴有辘辘痰声。但孩子小不会咳痰，痰咳不出来，这样就不易观察痰的颜色、黏性。其实痰的颜色、黏性能很好地反映病情。譬如：痰色黄提示有肺热；痰色白而质地清稀提示为湿痰；痰色白而质黏稠，依然属于肺热；痰中带有血丝，一般提示肺热。儿童的痰与成年人的痰、老年人的痰在形成机理上是有差别的：儿童咳嗽时伴随的辘辘痰声，多是食积化痰，或者内火太重、炼津生痰；成年人的痰多是由于饮食过于油腻、生湿积痰，或者由于肝气郁结、气郁生痰；老年人的痰多是由于脾胃虚弱、湿邪内盛所致。

第五，问大便。有人可能会问："大便与咳嗽有什么关系？"其实关系大着呢。中医讲：肺与大肠相表里，大便通畅，则腑气通畅，腑气通畅，则气机升降顺利，肺气也能够升降有度，就不会产生肺气上逆，所以咳嗽也就不会发生了。因此医生一定要问患者大便情况。只要大便不通畅，就必须采用通导大便的药物，使大便畅通，肺气得降。这是治疗咳嗽必须考虑的一个环节，有时这一环节还成为治疗咳嗽的主要因素。

支原体肺炎所致咳嗽一般为
肺热咳嗽

六七年前，我同事的一个朋友，孩子7岁，咳嗽一个多月，严重时影响睡眠，在某大医院住院半个月，被诊断为支原体肺炎，静脉滴注阿奇霉素治疗，孩子咳嗽仍不见好转。出院后，同事把患儿介绍给

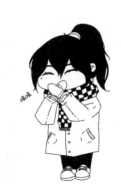

我，让他服用我开的中药。患儿身体状况很好，看起来很健康。当时症状是咽痒，一痒就咳嗽，咽部略有充血，吐淡绿色黏稠痰，大便每日1次，稍显干燥。舌质红，苔厚而干。属于肺热咳嗽。不清除肺热，咳嗽难愈。我手书一方：

麻黄9克	生石膏60克	杏仁9克	甘草9克
金银花30克	连翘12克	蝉蜕9克	苏子15克
牛蒡子12克	生地20克	玄参30克	麦冬40克
炙米壳9克	厚朴9克		

患儿连用7服，诸症全消。家长喜出望外，孩子住院半月未能解决的病症，服用7服中药便不再咳嗽。从那之后，家长就认准了我，每当孩子感冒发热、咳嗽，都来找我。从这个病例上，我也体会到支原体肺炎就是个肺热咳嗽，没什么大不了的，吃上几服中药完全能解决。抗生素解决不了的病症，中药解决起来却很容易！后来我又不断地摸索总结治疗的经验，更增加了自信心。

我儿子的班主任有一个8岁的男孩，经常发热、咳嗽，曾经被诊断为支气管哮喘。一次，孩子发热、咳嗽，儿子的班主任就打电话找我。我说来门诊看看吧。小孩虎头虎脑的，甚是壮实，饭量大，特能吃，因此体型偏胖。面色红润，口唇干红，咽部疼痛、充血，咳嗽严重，体温38.5℃，大便干结难下。因为当时正值甲型H1N1流感流行，妈妈十分担心孩子患上甲型H1N1流感。我告诉她不用担心，孩子就是内火太大了，去除火邪就好了。无论什么流感，中医的治疗原则是不会变的，"谨察阴阳所在而调之，以平为期"。方子与前面的方子差不多，只是孩子内火较重，生石膏改为90克，加知母20克，焦三仙各12克。我告诉班主任，孩子吃上7服药就差不多了。次日，班主任打电话给我，说孩子以前得过支原体肺炎，她不放心，又去齐鲁医院给孩子查了血。结果显示IgM（一种免疫蛋白）升高，支原体滴度检测为1∶80，确诊为支原体感染。我再次告诉她，坚持让孩子服用我开的中药即可，若有其他情况可随时联系。服用了4服药后，孩子咳嗽、发热痊愈了，我让孩子继续服完剩余的药，以彻底清除体内的热邪防止复发。并嘱咐其饮食要清淡，少食肉，饭量要减少一些，以免食积化热生火。

类似的病例在门诊上很常见。最近几年支原体肺炎的患者越来越多，许多患儿都是经过输抗生素治疗无效或者不能彻底止咳才转而寻求中医治疗的。

支原体肺炎又称"原发性非典型性肺炎"，2003年由冠状病毒引发的"非典"，一开始就曾被怀疑是支原体肺炎。肺炎支原体是引起肺炎较常见的病原体，儿童和青少年多发。

六十多年前，国外学者发现一种病原体不明的肺炎。它不像肺炎链球菌所致的肺炎，这种肺炎用青霉素治疗没有效果，故称为"非典型肺炎"。后来，人们才认识到，引起这种肺炎的病原体就是肺炎支原体。

肺炎支原体不同于普通的细菌和病毒，它是能独立存活的最小微生物。支原体肺炎全年均可发病，以秋季、冬季多见。有一定的传染性，急性期患者的口、鼻分泌物经空气飞沫传播，可引起呼吸道感染。

支原体肺炎突出表现为阵发性、刺激性咳嗽。支原体感染也可表现为咽炎、气管及支气管炎。

肺炎支原体感染人体后，经过2～3周的潜伏期，继而出现临床表现，约1/3的病例也可能无症状。它起病缓慢，发病初期患者有咽痛、头痛、发热、乏力、肌肉酸痛、食欲减退、恶心、呕吐等症状。发热一般为中等热度，2～3天后患者出现明显的呼吸道症状，突出表现为阵发性、刺激性咳嗽，以夜间为重，咳少量黏痰或黏液脓性痰，有时痰中带血，有时呼吸困难、胸痛。患儿发热可持续2～3周，体温正常后仍可能会咳嗽，咳嗽甚至可以持续很长时间。

支原体肺炎患者虽然自感症状较重，但胸部检查一般无明显异常。

支原体肺炎的临床表现和胸部X线检查并不具特征性，单凭临床表现和胸部X线检查无法做出诊断。因此，没有必要进行X线检查。

若要明确诊断，需要进行病原体检测。目前，国内支原体肺炎的诊断主要依靠血清学检测。血清特异性支原体抗体阳性，血清冷凝集素滴度≥1∶64。

治疗支原体肺炎主要是用抗生素。目前最受推崇的抗生素就是阿奇霉素。但是最受推崇的阿奇霉素用上半个月不见效的也不少见，所以千万不要迷信阿奇霉素！

因为咳嗽是支原体肺炎最突出的临床表现，可适当给予小剂量镇咳剂和祛痰药。病情严重有缺氧表现者应及时给氧。

支原体肺炎咳嗽严重时常并发哮喘，对喘憋严重者，可使用支气管扩张剂。

中医治疗支原体肺炎性咳嗽不仅效果好，而且花费低，副作用小。

支原体肺炎的主要症状就是顽固而剧烈的咳嗽，一般来说，这种情况属于肺热咳嗽无疑。如果患者再伴有咽部红肿疼痛，鼻流浊涕，痰黏稠，大便干，舌质红、苔厚，那就更支持肺热的诊断。

治疗这种支原体肺炎咳嗽，主要用苏子降气汤、银翘散、麻杏石甘汤、三子养亲汤、增液汤，并根据患者的症状、体质，通过对这些方子的灵活加减而见效。

一般情况下，主要是用苏子降气汤、银翘散、麻杏石甘汤。痰多时加用三子养亲汤，大便干结难下时，可以加用增液汤。

患者有喘促症状时，可以使用定喘汤加减。

感染支原体时，人体不会产生抗体，因此，儿童会反复感染支原体，反复患支原体肺炎。为了避免再次感染，必须注意改善自身的体质，提高免疫力，防止内火的形成。

 小贴士

生活中注意以下几点

1. 多喝温水、加强锻炼、注意房间通风；
2. 饮食要清淡，改变偏爱肉食的不良习惯，避免吃得过量；
3. 作息规律，保证良好的睡眠；
4. 在寒冷季节或气候骤变外出时，要及时增添衣服，以防受寒感冒。

医不自治吗？
——回忆我的咳嗽治疗

关于治疗咳嗽，我的经历非常丰富。应该说我治疗自身咳嗽的经历，对我治疗咳嗽的思路的形成起着很重要的作用。

记得读博士二年级那个深秋初冬的时节，我突然患了感冒，也不发烧，但是剧烈地咳嗽。那种咳嗽真是痛苦啊！咳得胸腔疼痛、咽痒，而且因为剧烈咳嗽，我整夜睡不着觉。不仅我睡不着，还害得我同宿舍的人也睡不好！当时我从校医务室拿了一些感冒清热冲剂、橘红化痰丸，服用了3天，无丝毫疗效。自己也试着学了程中龄《医学心悟》中的一个方子，叫"止嗽散"。此方因为被选入了中医教材《方剂学》，所以许多科班出身的中医都了解这个方子："止嗽桔梗草陈前，陈皮百部荆紫菀"。我原方照抄，剂量10～20克。服用3服，任何疗效也没有显现。我当时就想，这些古人的名方，大家都这么推崇，竟也是无用之辈，药苦难咽不说，也不能解决病痛，真正应了那句话："学方三年，天下无不治之症；临症三年，书中无可用之方。"我仍然咳嗽频频，难以入睡，苦不堪言。那就吃点西药吧。我去了药店买了一瓶口服液，药名我忘了，但里面的成分有中枢镇咳药"可待因"。药店的药师向我极力推荐，说这药镇咳作用多么的好，但我按说明喝了两天，夜晚咳声依旧，以至于声音也有些嘶哑。白天咳嗽反而轻一些，所以还能坚持上班。一天下午，跟着我的老师周次清教授出专家门诊抄方。快下班了，病人也看完了，正准备下班，我突然一阵痉挛性地咳嗽。老师听见了，就说："你咳嗽时间不短了吧？"我说快两周了，吃了不少药，没有效果，尤其晚上，咳嗽得难以入眠。我请求周老帮我看一下。周老让我伸出舌头看看，就给我开出了一方：

| 麻黄9克 | 生石膏40克 | 杏仁9克 | 紫菀12克 | 款冬花12克 |
| 桑白皮15克 | 金银花30克 | 连翘12克 | 甘草10克 | 炙米壳9克 |

水煎服,每日1服。

我吃了第一服,夜间就能安稳入睡了。连用了3服,便不再咳嗽。后来我问老师,为什么用炙米壳?这药表证用不是恋邪吗?周老说:"咳嗽这么厉害,而且干咳无痰,何邪可恋?止咳为第一要务。"当时我怎么也不理解啊,后来读《施今墨对药》一书,才知道当年的北京四大名医之一的施今墨先生早就使用"麻黄、炙米壳"这一对药治咳嗽了!

还有一个患儿,8岁,咳嗽1个月,夜间咳嗽尤其重。阵发性、痉挛性干咳。在某医院诊断为支原体肺炎,曾经静脉滴注阿奇霉素、内服中药治疗近一月,没有任何疗效。经朋友介绍找我治疗。患儿咳声洪亮有力,咽痒,咽部充血,干咳无痰。大便干,每日1次。舌质红,苔薄白。综合各种表现,确认为肺热咳嗽无误。处方以麻杏石甘汤为主,稍作加减:

麻黄9克	生石膏60克	杏仁9克	甘草9克
苏子15克	牛蒡子12克	生地30克	玄参40克
麦冬30克	厚朴12克	槟榔15克	金银花30克
连翘12克	炙米壳9克	罗汉果1个	

水煎服,每日1服。6服。

患儿用完1服,夜间咳嗽即止,6服中药用完,咳嗽彻底治愈。患儿家长衷心地向我表示感谢。检查、治疗,输液半月,花了三四千元也没治好咳嗽,不足百元的中药却解决了大问题!这个病例让我体会到麻黄配炙米壳的神奇止咳作用,所以后来我治咳嗽大多用这对药。后来的许多病例都验证了这对药的疗效,从而使我对它越来越情有独钟!

止咳中成药的选用技巧

中成药具有疗效好、服用方便、副作用小的优点,深受患儿家长欢迎,现介绍几种常用的小儿止咳化痰药物。

小儿止咳金丹组方

【药物成分】杏仁（炒）、胆南星、紫苏子、焦槟榔、桔梗、玄参、麦冬、桑白皮、川贝母、瓜蒌仁、知母、竹叶等。

【功能与主治】清热润肺，止嗽化痰。用于发热，咳嗽痰黄，口干舌燥，腹胀便秘。

【用法与用量】每次1/2～1丸，每日2次。

蛇胆川贝散组方

【药物成分】川贝母、蛇胆汁。

【功能与主治】清肺，止咳，祛痰。用于肺热咳嗽，痰多。

【用法与用量】每次1/3～1/2支，每日2次。

急支糖浆组方

【药物成分】苦金荞麦、四季青、鱼腥草、前胡等。

【功能与主治】清热宣肺，止咳化痰。用于急性支气管炎、感冒后咳嗽、夜间阵发性咳嗽、慢性支气管炎急性发作、咳痰不爽引起的其他呼吸系统疾病。

【用量】每次5～10毫升，每日3次。

以上三个方子没有麻黄，清热还可以，但缺少发表宣肺的药物，疗效欠佳。

射麻口服液组方

【药物成分】射干、麻黄、杏仁、生石膏等。

【功能与主治】清热宣肺利咽，止咳化痰。用于肺炎咳嗽、痰多、咽痒咳嗽等。

【用法与用量】每次5～10毫升，每日2次。

小儿清肺化痰口服液组方

【药物成分】麻黄、前胡、黄芩、紫苏子、生石膏、杏仁（去皮炒）、葶苈子、竹茹。

【功能与主治】清热化痰，止咳平喘。用于小儿肺热感冒引起的呼吸气促，咳嗽痰喘，喉中作响。

【用法与用量】口服，1岁以内每次服3毫升，1岁至5岁每次服10毫升，5岁以上每次服15～20毫升；每日2～3次，用时摇匀。

儿童清肺口服液（儿科用药）组方

【药物成分】麻黄、杏仁（去皮炒）、生石膏、甘草、桑白皮（蜜炙）、瓜蒌皮、黄芩、板蓝根、法半夏、浙贝母。

【功能与主治】清肺，化痰，止咳。用于面赤身热，咳嗽，痰多，咽痛。

治疗小儿咳嗽的中成药品种繁多，组方变化多端，但是根据我多年临床运用的经验，发现凡是组方中含有麻黄、生石膏、杏仁、甘草的中成药，止咳化痰效果都是比较理想的。这几味药就是医圣张仲景创制的千古名方——"麻杏石甘汤"。我治小儿感冒发热、咳嗽最喜欢用这个方子，不单是我，许多儿科名医都对该方情有独钟。因此我建议家长选择止咳中成药时，仔细看一下药物组成，不管组方多么复杂，若含有麻黄、生石膏、杏仁、甘草这4味药，一般都具有较好的止咳化痰功效。

有的患儿干咳无痰，我也推荐小儿清肺化痰口服液。有的家长就问：我孩子干咳无痰，怎么还要清肺化痰？我告诉他主要是用来清肺热，肺热一除，咳嗽自止。

还有的患儿发热，家长问我能否用点中成药？有时我也推荐小儿清肺化痰口服液，或者建议患儿家长去药店找一下含有麻黄、生石膏、杏仁、甘草的中成药。很多家长看了说明书不理解，认为说明书上没写该药能退热，但是服用以后患儿的发热常常能退下来。这个方子外能散寒、内能清热，不仅能止咳，还能治疗发热。虽然一个发热、一个咳嗽，但治疗方法一样，这在中医上属于"异病同治"。

　　说起这些小儿常用中成药，还有一个故事，引起了我的深思。一个朋友去美国看外孙，想带一些儿童用的中成药。我根据儿童的发病特点，建议他带些王氏保赤丸、小儿七珍丹、小儿消食片、小儿清肺化痰口服液等。果然，这些药带到美国后很受欢迎，不仅自己的小孩用，连他女儿的美国同事都给自己的小孩用，而且效果特别好。我这朋友又一次去美国时，问他女儿需要带些什么东西，他女儿说就带那些中成药吧，很多美国同事都等着要呢！结果我这朋友把附近药店里的这些中成药全买了。由此我想，虽然这些药没有通过美国的FDA审批，但只要有疗效，依然会受美国人的欢迎。中医迟早要走出国门、走向世界的。中医不被世界重视，与我们长期闭关自守、缺乏对外交流有关系。随着改革开放后对外交流的增加，使外国人能够切身体会到中医药的疗效是中医走向世界的必经之路，也能使中医惠泽天下苍生。

常用的清肺润肺止咳食疗方

杏仁炖雪梨

　　取甜杏仁15克，去皮打碎，雪梨1只洗净去皮切片，同放碗内，加冰糖20克，放水适量，置锅内隔水炖煮30分钟即可服用，每天早晚各一次，连服3~5天。

川贝母炖雪梨

　　取雪梨1个洗净，横断切开，去核放入川贝母6克后将两瓣并拢，用牙签固定，放入碗中加冰糖20克，放水适量，隔水炖煮30分钟即可，吃梨喝汤，每日1次，连服3~5日。（作者注：目前市场上川贝母价格昂贵、品种鱼龙混杂，从我自己的临床运用来看也并非必用药、特效药，从性价比考虑，我已很少使用川贝母。）

陈醋冰糖汁

　　冰糖100克捣碎置入容器中，再倒入陈醋450毫升，浸泡3天冰糖溶化后即可服用。可在早饭前、晚饭后各服15毫升，可长期服用，止咳化痰效果极佳。

萝卜陈皮汤

白萝卜1个切片，放入白胡椒5粒、生姜10克、陈皮5克，煮汤，再加冰糖50克。用于疾病的早期，咳嗽频繁发作，咽喉发痒，咳声重浊，痰白清稀。

罗汉果茶

广西罗汉果9克，水煎服。用于咳嗽不爽，痰黄黏稠，不容易咳出。

丝瓜汁

秋季丝瓜，取汁，隔水蒸热后饮用。用于咳嗽时间较长，痰多，色黄黏稠，咯吐不爽，或有热腥味。

雪沃汤

马蹄（荸荠）、海蜇，煮水喝。功能：清热化痰。

萝卜梨水

青萝卜300克、梨1个，煮水代茶饮。功能：清热顺气，化痰止咳。

小儿咳嗽的家庭护理

饮食要清淡

有的小孩喜欢吃肉，很少吃蔬菜，这样的饮食结构容易造成内火。因此，要想法让孩子多吃些绿色蔬菜。咳嗽期间禁吃羊肉、狗肉、烧烤等。

饮食要适量

许多家长总是担心自己的孩子吃得太少影响身体发育，因此采用种种手段"威逼利诱"孩子多吃一口；或者孩子偏食，遇到不喜欢的菜就不吃、少吃，遇到喜欢的菜就大吃、猛吃，这样很容易造成中医所说的食积。孩子食积化火，形成内火，再遇风寒，就会感冒发热、咳嗽，所以饮食要适量，避免发生食积。老百姓有句俗话"要想小儿安，须得三分饥和寒"。吃多了怎么办？可以服用小儿消食片、大山楂丸、保和丸等药物消食导滞。

大便要通畅

许多小儿大便不是很通畅，表现为大便干结难下，严重时大便呈羊屎状，干结成一个一个蛋的形状，有的患儿两三天才大便一次，大便时非常费劲。这些表现都揭示了大肠燥热。中医认为，肺与大肠相表里，大肠热结，大便燥结难下，热邪没有出路，导致肺热、肺气上逆，出现咳嗽。因此，为了防治咳嗽，必须保持小儿大便的畅通。

大便干结怎么办？多吃点香蕉、苹果、梨、火龙果等，多喝水。也可以用一个小验方增液汤，由麦冬、生地、玄参组成，水煎取汁后，加少许冰糖，既能清热，又可通便，口感又好，容易被小儿接受。

热清痰自去

许多家长观察到孩子咳嗽时常伴有痰声辘辘，向医生讨教拍痰的方法，还让医生在处方中加一些祛痰的药物。我想说的是，小儿的痰并非是脾虚不能化湿所生之痰，而是肺热炼津生痰，只要肺热清除，痰就自动祛除。患儿年龄太小，一般不会自动吐痰，无论什么体位、怎么拍，多数不能奏效。

视频：咳嗽声声，揪人心肺

中医止咳，最有效果

第七章　独辟蹊径治哮喘

哮喘是一种慢性呼吸道疾病

以前学习中医内科，老师讲到哮喘病时，有一句话给我的印象特深，"名医不治喘，治喘丢老脸。"这句话是说哮喘治疗起来很困难，属于难治之病，很多名医不敢接手这类患者，怕治不好有损自己的一世清名。这既反映了医生明哲保身的一面，同时也揭示了哮喘的不易治疗。

哮喘是一种慢性呼吸道疾病。据有关资料显示，目前世界上有一亿多人患有哮喘，国内患者在一千万人以上，其中16岁以下少年儿童占半数，其发病率、死亡率正呈不断上升趋势。为此，世界卫生组织自2001年起将每年的12月11日定为"世界防治哮喘日"，其主要目的在于引起人们对哮喘病的高度重视。

导致哮喘病发病率增高的因素很多，像精神压力增大、环境污染加重以及遗传等。除此之外，饮食因素诱发哮喘也不容忽视！儿童哮喘的发作多与饮食因素相关，中青年或者老年人哮喘的发作多与劳累、情绪、缺少运动等有关。

正是因为在大学接受的教育，知道哮喘治疗较为困难，才使我面对哮喘不敢接手。后来，机缘巧合，我接手治疗了几例儿童哮喘患者，都取得了很好的疗效，而且不再使用止喘喷剂。这使我对哮喘有了新的认识，对传统的说法有了些许怀疑。

一般情况下，哮喘分为发作期与恢复期。发作期又分为热哮、寒哮、肝气上逆致哮，发作期的治疗以祛邪为主；恢复期分为肺气虚、脾气虚、肾气虚三种类型，治疗以扶正为主。学中医的人在大学接受的理论大都是这个版本。但对于儿童来讲，以上哮喘的分类常常会脱离临床实际，因为儿童很少有肝气上逆。你听说过谁家的孩子因为生气而发作哮喘？如果有，那也是凤毛麟角。儿童寒哮的发病率也很低，来看哮喘的孩子属于虚寒体质的十不及一，因为孩子生长发育迅速，具有阳长之气，内火体质十分常见。

另外，在哮喘的恢复期，由于教科书上一直强调"补"，补脾、补肺、补肾，所以很多医生都按照这个治疗原则去做，结果患者身体是越补越坏。其实哮喘的恢复期采用补法（补脾、补肺、补肾）多适用于老慢支（即"老年性慢性支气管炎"），主要症状就是咳、痰、喘。因为老慢支哮喘患者多是身体虚弱之人，很多人具有冬春加重、夏秋缓解的特点，这类哮喘患者喜暖怕冷，遇暖减轻、遇寒加重，因此为了补阳气之虚，才有了"冬病夏治"的方式。很多老慢支哮喘患者，三伏天去医院在特定的穴位贴膏药来防治哮喘发作就是上述道理。

儿童哮喘有自己独特的发病规律

儿童哮喘的发病有自己特殊的规律，它绝不像老慢支哮喘那样，冬春重、夏秋轻。儿童哮喘，一年四季都发病，主要与感冒受凉、食积生火有关。患儿在发生哮喘前，多数先出现感冒发热、咳嗽，然后出现哮喘，或者哮喘与感冒发热、咳嗽同时出现，也有的单独发生。单独发生的情况较为少见。经过一段时间的治疗，患儿哮喘趋于好转，转入恢复期或者说稳定期。进入稳定期之后，如果患者不注意饮食，吃得过多或者嗜食肥甘厚味，都会导致体内热邪逐渐加重，渐渐演变为哮喘的再次发作！

现在的哮喘病患儿，多数是一些体形偏于壮实的孩子，食欲非常好，饭量较大，体型偏胖。体型瘦小者反而少见，属于虚寒体质的更少见。

哮喘的典型症状

现在哮喘已经成了一个专有名词，就是指哮喘病。在中医的典籍中，哮喘实际上包含了哮证与喘证。哮是以声响为标志，就是有哮鸣音，喉中痰声辘辘。喘是以气息的变化而言，呼吸急促，气短不足以息。喘证不一定伴有喉中痰鸣，也就是说喘证不一定是哮喘。但是哮证一定伴有喘促、气短不足以息的症状，也就是说哮证一定伴有喘的症状，所以后人才将哮证称为"哮喘"。

哮喘病具有反复发作、突然发作的特点。患儿会出现气短、咳嗽、喘鸣（喉中有痰鸣音）、胸闷憋气等症状。贴近患儿的胸部或者使用听诊器能听到哮鸣音，或者有"飞箭音"。有的家长观察孩子比较仔细，在夜深人静、孩子熟睡时，也可听到孩子的呼吸音粗或者听到"飞箭音"。

哮喘发作会有一些先期症状，诸如咽痒、鼻子痒、咳嗽等，然后出现哮鸣音、气短、憋气。也有因为憋喘出现口唇发绀的现象，成人哮喘多见发绀。小儿很少出现发绀，如果憋喘出现口唇发绀，那就说明病情较为严重，需要迅速采取有效措施，喷雾剂止喘、吸氧等，以免发生意外。很多哮喘发作在早晨四五点钟，若抱着侥幸心理，处理不及时，可能就会发生意外。著名的歌手邓丽君就是死于哮喘急性发作的。

伏邪（热邪内伏）是儿童哮喘的发病基础

学中医的大都知道："正气存内，邪不可干。"、"邪之所凑，独其气必虚。"其实这两句话都出自《黄帝内经》，但却不是一篇。

"正气存内，邪不可干"出自《黄帝内经·素问·遗篇刺法论》。

黄帝曰："余闻五疫之至，皆相染易，无问大小，病状相似，不施救疗。如何可得不相移易者？"

岐伯曰："不相染者，正气存内，邪不可干，避其毒气，天牝从来，复得其往，气出于脑，即不邪干……"

这一段是说，传染病的特点不论大人、小孩，症状极其相似，互相传染。怎样才能避免传染呢？岐伯说："正气存在于体内，病邪就不容易感染侵犯人体，人体也就能避免疫疠毒气的攻击。"天牝是指人体的真元之气，人体的真元之气就能够来往，来往就是升降出入，气机的正常运行，也就是下入丹田，上出头脑，这样就不会感染邪气了。正气应为人体气机的正常运行，也就是升降出入都处于正常状态。

"邪之所凑，其气必虚"见于《黄帝内经·素问·评热病论》。

黄帝问岐伯："肾风病表现如何？"岐伯答曰："至必少气，时热，汗出手热，口干苦渴，小便黄……"黄帝又问岐伯："发病机理如何？"岐伯答曰："邪之所凑，其气必虚；阴虚者，阳必凑之，故少气时热，而汗出也。"

就是说肾风病的病机主要是因为阴虚内热，产生了内生五邪之一的火邪，阳热之邪才会侵袭人体，因此有时时发热、气短乏力、汗出症状。这篇是讲热病的，所以在这里岐伯省略了一段话："阳虚者，阴必凑之。阳虚则内生寒邪，外在的寒邪容易趁寒而内侵，出现寒中病，会畏寒腹痛等。"这一段话重点解释了病邪的易感性，热邪内生的人容易感受外界的热邪而发生热病，寒邪内生的人容易感受外界的寒邪发生寒中之病。体内热邪旺盛之人（阳热内伏，就是伏邪）容易发生热病（发热性疾病）。

儿童哮喘也遵循这个规律，儿童哮喘的发病也是伏邪作怪。儿童哮喘也是火邪内伏，有人说不是"痰邪内伏"吗？这样说吧，虽然儿童哮喘时，听到哮鸣音，或者听到"痰声辘辘"，但痰不是主要的，比痰更重要的是热邪。儿童的痰多是热邪"炼津生痰"，热一消，痰自消。有一个4岁男孩，患了过敏性哮喘，主要就是咳嗽、喘促、气短，医院要求其住院治疗。在一位朋友的引荐下，跟我吃中药。我一看患儿的舌苔，就知道这个病的根源了：典型的舌苔剥脱，"地图舌"，舌质红。咽部红痛，大便干结，三四天一次。我用定喘汤加减。

白果9克	生石膏90克	金银花30克	连翘10克
麻黄9克	款冬花12克	紫菀12克	苏子15克
生地20克	玄参40克	麦冬40克	厚朴10克
槟榔12克	焦三仙各12克	甘草10克	

生姜、大枣为引，水煎服，日一剂。

孩子用药7服，咳喘皆消，效果非常好。复诊时，我告诉家长，一定要注意饮食，孩子营养要均衡，保持大便通畅。如果大便不畅，可以服用王氏保赤丸或者增液汤治疗。之后家长多次打电话给我，说孩子哮喘未再发作。

记住，只要定期消除体内的热邪，祛邪于体外，不让热邪伏于体内，就不用担心哮喘的发作！

哮喘病的治疗

前人有"冬不用生石膏，夏不用麻黄"之说，认为生石膏乃大寒之品，冬季阳气渐衰，不宜用生石膏以免伤及阳气；麻黄为发汗峻品，柔嫩小儿，岂能与之？其实不是这样。麻黄为宣肺止咳平喘必需之药，生石膏是清除肺热、降逆平喘的第一勇将，如无二位，咳喘不易平息。

大的用药规律必须与患者的具体情况结合起来。如果不顾患者自身的病情，而顽固地遵循"用寒远寒、用热远热"，那就真是胶柱鼓瑟。患者肺热严重，不用生石膏怎能清除？生石膏一药，性凉味微辛，少有苦味，特别适合儿童服用。前些日子，一位哮喘病患儿跟着我吃药，哮喘基本不发作了，家长在门诊上问我："吃了这么长时间麻黄，不会有副作用，不会有毒吧？"这里必须澄清一个问题：很多人看了新闻报道知道了麻黄碱可以制作毒品，因此想当然地认为麻黄有毒，就是毒品。这是大错特错了！

麻黄自古以来就被认为是发表第一药。《神农本草经》认为"麻黄，性苦温，主中风、伤寒、头痛、温疟，发表，出汗，祛邪热气，止咳逆上气，除寒热"。《伤寒论》中麻黄汤为发表第一方。治疗感冒发热、咳喘，唯此药也。因此，如果因为麻黄碱是制作毒品（冰毒）的原料，就不敢使用含有麻黄碱或者麻黄的西药或中成药，那就真是因噎废食、得不偿失了。

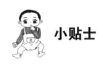 **小贴士**

> **麻黄碱**
>
> 　　麻黄碱是从麻黄草中提取出的单体，也可以化学合成。1929年，中国人陈克恢研究阐明了它的药理作用和临床药效后，麻黄碱开始在世界范围内广泛应用。主治支气管哮喘、感冒、过敏反应、鼻黏膜充血、水肿及低血压等疾病。麻黄碱自从被发现以来，一直作为药品使用，能很好地缓解病人的痛苦，只是到了近几年，才被人作为制作冰毒的原料。麻黄碱本身在使用剂量范围内并没有毒性，所以，麻黄碱不是毒品。麻黄碱又称"麻黄素"，麻黄草中麻黄碱的含量为1%～2%，100克麻黄草中才能提取1～2克的麻黄碱。麻黄草中除麻黄素以外，其余的98%含有多少有效成分，目前还没有人能说清楚。因此，麻黄不等于麻黄碱。

治疗哮喘的常用方剂

麻杏石甘汤（出自《伤寒论》）

麻黄6～15克　　杏仁6～15克　　生石膏30～120克　　甘草6～12克

主要适应于热哮，哮喘伴发热、咳嗽，咽痛、咽部充血，口唇干红、舌质红，苔白而少津或者苔黄。

定喘汤（出自明·张时彻辑《摄生众妙方》）

白果6～9克　　　麻黄6～15克　　　苏子10～20克

杏仁6～15克　　　款冬花10～20克　　桑白皮10～20克

黄芩10～30克　　　半夏6～12克　　　甘草6～12克

适用于热哮。适应证同上。这个方子中的黄芩味道较苦，孩子不太适应。

射干麻黄汤（出自《伤寒论》）

射干9克	麻黄9克	生姜9克	细辛3克	紫菀6克
款冬花6克	大枣6枚	半夏9克	五味子9克	

哮喘缓解期不能"妄补"

"老慢支"是指发生在老年人的以咳痰喘为主要症状的一种疾病。患这类疾病的老年患者多属于体弱之人，更专业一点的说法，就是多属于阳气亏虚、痰涎壅盛之人。流行病学的调查数据显示这种哮喘病的发生与地域、气候有关，寒冷地区的发病率远远高于温暖地区，就中国来讲，越向南，发病率越低。所以很多老慢支哮喘病的患者，一到冬天就像候鸟一样向南飞去，避免寒冷对身体的危害。前年，我与家人去海南三亚过春节，碰上了许多东北老年人，与他们交流起来，得知大部分老年人都有慢性病（包括老年哮喘病），来三亚过冬有利于疾病的康复。以前只有一定级别的老干部才能享受的待遇，现在普通百姓也能享受到了！三亚气候温暖，阳气旺盛。阳气不足、喜热怕冷的老年病患者去三亚过冬，得到"天阳"之助，就等于"补阳"。

很多不能借助于"天阳"的人，也常常采用温补阳气的方法来治疗阳气亏虚，较常见的有灸疗（用艾条灸关元穴、神阙穴等），或者采用食疗的方式，使用炮附子、肉桂、肉苁蓉、巴戟天、淫羊藿、胡芦巴、鹿茸、鹿胎膏、紫河车（人胎盘）等温阳的中药作为食谱的原料，再用具有温阳补血作用的羊肉制作药膳，达到大补气血、温补阳气的目的，以防哮喘的发作。

但是，小儿哮喘就不同了。老年人年龄大了，基本不再生长、发育，所以以阳气衰微为主要的变化趋势，而小儿就不同了，小儿正处在生长发育的旺盛时期，充满了"阳长"之气，表现为阳气旺盛的趋势。小儿哮喘的主要病理因素就是肺热，而不是虚寒，所以对于哮喘患儿，一定不能乱补。补之不当，反而加重病情。有一个病例给我的印象很深，也非常有启示作用。一名4岁男孩被诊为哮喘，反复咳嗽、憋喘，有哮鸣音。他每天吸入舒喘灵气雾剂，每次哮喘经过治疗后，咳嗽好转，哮喘也消失，但是反复发作。家长很担心，特地带他从外地赶来求治。患儿面色红润，鼻窍不通，流黄色黏稠鼻涕，舌质红，苔黄厚腻，大便干结难下。在同龄小孩中，他体型偏胖，饭量大，喜食肉食。这种情况是非常典型的肺热蓄积致喘，也就是"热哮"，我用定喘汤加生石膏，合用增液汤为他治疗。经过两周的治疗，患儿咳喘皆消，家长很满意。我告诉家长回家后注意患儿饮食，一是要改变饮食结构，荤素搭配，不要偏食肉食；二是不要让患儿吃那么多，经常服用点消食导滞的药物及清热解毒的药物，保持大便通畅。注意了这些，孩子一般就不会感冒、咳嗽，哮喘也就不会发作了，可以逐渐停用舒喘灵。几个月过去了，该患儿又来门诊复诊，哮喘又发作了！我仔细询问了病情。家长称按照我说的那些去做，孩子很少感冒发热、咳嗽，没再发生哮喘，也停用了舒喘灵。后来孩子的奶奶不知道从哪里听来一偏方，说是吃胎盘能预防哮喘发作，就给孩子找了一个胎盘，包了饺子吃。这才吃了没几次，孩子哮喘又发作了。我说："孩子属于内火体质，

小贴士

紫河车

紫河车为健康婴儿的胎盘，又称为"胞衣""胎衣""混沌衣"等。以头胎健康男婴的胎盘为好，孕妇必须健康、无传染病。

用新鲜的紫河车，横直割开血管，用水反复漂洗干净。另取花椒装入布袋中加水煎汤，将洗净的紫河车置花椒汤中焯2～3分钟，及时捞出，沥净水，以黄酒适量拌匀，再置笼屉中蒸透，取出，烘干。

干燥的胎盘为不规则的类圆形或椭圆形碟状。紫红色或棕红色，有的为黄色。每具重50～100克。质硬脆，有腥气。

味甘咸，性温，所以能益气温阳，补肾添精，养血。入肺、肝、肾经，所以能补肾纳气平喘，治疗虚损性的哮喘。

除治哮喘外，还可以治虚损、羸瘦、劳热骨蒸、盗汗、遗精、阳痿、妇女血气不足、不孕或乳少。

哮喘也是内热蓄积所致，清除内热就能治哮喘。用胎盘大补气血，越补火越旺，哮喘能不复发吗？"于是嘱咐其停止食用胎盘，继续服用上述清除肺热、平喘的方剂。很多人都认为孩子反复发作哮喘就是身体虚弱，这是一种非常错误的观点。如果盲目进补，不仅无益于哮喘治疗，反而会加重哮喘的发作。

儿童过敏性哮喘

　　我在门诊时看到很多儿童被诊断为过敏性哮喘。我认为过敏性哮喘的诊断有扩大化的趋势。这使我想起上大学时期发生的一件事。我们一个宿舍的同学聚会，在街上买了一些小菜，啤酒等，回宿舍喝酒。大家正喝得高兴，一位同学突然憋喘不已，一会儿就满头大汗、口唇发绀，眼看着就支撑不住，我们赶快把他送进了医院急诊室。值班医生问明了情况，及时进行处置，他很快就转危为安了。医生说，这种情况属于典型的过敏性哮喘，主要是患者对蚕蛹过敏。我们吃的小菜中就有蚕蛹。以后这位同学再也不敢吃蚕蛹了，也就再没发作过哮喘。

　　现在的孩子呢？虽说被诊断为过敏性哮喘，但是过敏原又不清楚，对冷空气过敏、对灰尘过敏、对花粉过敏，还有的对鸡蛋过敏、对大米过敏……许多人还检查过敏原，结果是过敏原高达数十种。这就没办法了，对自然界中的很多东西都过敏，那你还怎么生存？在这种情况下，就不要把咳嗽、哮喘这些疾病的原因全部推给过敏原，过敏原只是外因。为什么同处在一片蓝天下，有人就过敏，有人就不过敏呢？所以还要考虑内因，你的体质是不是易感体质？怎样去改变这种易感体质？所以对于诊断为过敏性哮喘的患儿，我一般不建议他们检测过敏原，因为检测过敏原对于治疗没有多大用途。有个患儿做了过敏原检测，结果对日常生活中很容易接触到的二十多种物质都过敏，什么花粉、玉米、小麦、大米、灰尘……

　　很多儿童过敏性哮喘或者咳嗽变异型哮喘的过敏原都不是很明确，有的做了过敏原测试，结果也是五花八门，过敏原特别多，有的对鸡蛋过敏、有的对面粉过敏……所以从西医角度除了服用抗过敏药物外，别无良策。

根据大量的临床病例观察，我总结出了一条规律，如果从中医的角度来看这些过敏性哮喘的病史、加重或者反复发作的原因、症状的特点及伴发体征，认真仔细地分析，就会发现大部分过敏性哮喘或者咳嗽变异性哮喘的患者都属于内火体质。这些体征在上面的文章中都已经进行了描述。按照宣肺清热平喘的思路治疗都能取得很好的临床疗效。有的读者会问了，"就没有虚寒性的哮喘或者咳嗽了？"有，肯定有，只不过这种病例在儿童过敏性疾病中很少见。我有一个朋友，患过敏性鼻炎、鼻子痒、打喷嚏、流清鼻水，一到冬天就加重，而且怕冷，四肢不温，一派阳虚之象。我用麻黄附子细辛汤为他治疗，很快就缓解其各种症状。如果儿童中出现了阳虚指征，那照样可用温阳法治疗。

儿童哮喘适合三伏贴吗？

每年还未到入伏，全国各地的各种媒体有关冬病夏治的宣传就多了起来。冬病夏治的最有力武器就是三伏贴，就是三伏天贴膏药。儿童哮喘适合三伏贴吗？

什么是"冬病夏治"？从字面意思来看，所谓"冬病"就是指常常在冬天发作的疾病，或者症状常常在冬天加重的疾病，所谓"夏治"就是对于上述疾病常常在三伏天治疗。冬病夏治其实包含了"未病先防"的"治未病"理念。

凡是一到冬天就经常发病的患者，或者症状加重的患者，大多是喜温热怕寒冷的人，这类患者多数喜欢过夏天，厌恶过冬天，从中医的视角来看，这些人都属于阳虚体质。冬病夏治从深的层次上讲，治的不是病，而是阳虚体质，就是通过夏治改善患者的阳虚体质。

冬病夏治的原理

《黄帝内经·素问·四气调神大论》中说道："夫四时阴阳者，万物之根本也。所以圣人春夏养阳，秋冬养阴，以从其根，故与万物沉浮于生长之门。"四时是指春、夏、秋、冬四季，四季的变化及划分都是因为阴阳的进退消长所致，不仅自然界如此，自然界的万事万物以如此，人作为万物之灵，也一样遵循阴阳之道。所以，春夏养阳气，秋冬养阴气，也是遵循自然界的阴阳变化规律。理解这句话时，许多人常有这样的疑问：春天夏天，阳气已经很旺盛了，人体的阳气也逐渐旺盛，为什么还要补养阳气呢？同样，秋天、冬天阴气已经旺盛了，为什么还要补养阴气呢？这其实还是牵扯到一个"因人而异"的问题。同样是人，炎炎夏日，为什么有的人就喜欢吹空调，有的人就厌恶吹空调？同样是人，数九寒冬，为什么有的人就喜欢热水，有的人就喜欢喝冷饮？这就说明，人与人的体质是有很大差异的。有的属于寒性体质，有的属于热性体质，有的属于不寒不热的中性体质。寒性体质的人一到冬天会感到身体不适，原有的疾病会加重。这类患者就需要冬病夏治。因为，夏天自然界的阳气旺盛，人体的阳气也随之旺盛，趁着阳气旺盛之势，再利用一些温补阳气的治疗手段，使虚馁的阳气得到最大的补充，使阳虚的体质得到更好的改善，实际就相当于"趁热打铁、助火浇油"。阳虚的体质改善了，寄生在阳虚体质上的各种疾病也就自然能减轻或者治愈。

阳气亏虚是冬病夏治的适应证。按照研究中医体质学的王琦教授的观点：阳虚体质又称为"白胖怕冷型"，体质特点主要有：形体白胖或面色淡白无华、平素怕寒喜暖、四肢不温、四肢倦怠、咳喘、心悸，大便稀溏等。

不论你是什么病，冠心病、心绞痛、哮喘等等，只要符合上述体质特点，也就是阳气亏虚的体质，就适合冬病夏治。

儿童哮喘多属于肺热。根据我多年治疗儿童哮喘的临床经历来看，儿童哮喘患者的发病没有明显的季节特点，并不是说一到冬天就发病，虽然有的儿童一到冬天可能发病次数多，但也不一定属于阳气亏虚。更多的小儿哮喘常常伴有发热、面色红赤，咽部红肿、扁桃体肿大，大便干结，便秘，手足心热，口唇红赤如妆，舌质红，苔薄或者剥脱等，一派内火炽盛之象。阳虚哮喘患儿十不及一。

综上所述，可以得出儿童哮喘一般不适合冬病夏治，也就是说，一般不适用三伏贴。敬告家长：切勿盲目跟风。

儿童哮喘能否除根？

很多家长一听说孩子得了哮喘，就吓得不得了。其实儿童哮喘是比较容易治愈的。要想治愈儿童哮喘，必须仔细观察患儿的发病规律、发作特点、体质特点，找出规律性、特质性的东西，治病必求于本，治哮喘必斩草除根。

多年的实践经验，治疗儿童哮喘必须从清除肺热入手，肺热是导致儿童哮喘的根本。许多儿童哮喘发作前期，首先表现为感冒发热，或者未经感冒发热，就出现喘促、咳嗽。这类患者大多伴有咽喉肿痛、扁桃体肿大、大便干硬或数日不大便、口臭，腹胀，舌质红，口唇红等内热炽盛的症状。实质上是肺热壅盛、肺气上逆，只有清除肺热，肺气才得以肃降，哮喘才得以平息。很多患儿被诊断为哮喘后，服用中药治疗，都取得了很好的效果。有的患儿一感冒就来吃中药，哮喘就未再发作。我从临床经验总结，哮喘患儿未发作前，刚有感冒的症状，及时服用清肺的中药，就不会出现哮喘大发作，康复速度也会很快。如不及时治疗，会出现严重哮喘，出现哮喘持续状态，危及生命。

目前来看，哮喘患者的体质大多属于内火较重者。这类体质的儿童数量极大，主要与饮食过于高蛋白、高脂肪、高热量有关。这也是当前儿童哮喘发病率高的原因之一。以前所说的哮喘恢复期要用补法，提高儿童的免疫力，现在看来是不适用的。越补，内火越重；内火越重，气管越处于高反应状态，就越容易发生哮喘。许多家长不听我的建议，孩子哮喘一缓解，就给其进补，结果刚刚清除的内火又死灰复燃，再次导致儿童哮喘复发！

第八章 鼻涕流不尽

　　一个同学来电话说，他外甥患了慢性鼻炎，早晨遇冷风打喷嚏、流黄色黏稠鼻涕，既不雅观，也很不舒服。孩子平日常常鼻塞、流涕，干扰听课，影响学习。我让他周日带孩子过来看看。男孩，12岁，看起来体质很好，面色红润，虎头虎脑，胖乎乎的，饭量很好，大便稍微有点干，舌苔厚而少津。3周前他曾经感冒发热，经过输液治疗7天，发热已愈，但是鼻塞、流涕的症状一直持续，还有逐渐加重的趋势。虽然发热已愈，但是肺热未清除，肺开窍于鼻，所以流黄黏稠鼻涕不止。我认为清肺热治疗即可，采用麻杏石甘汤加白芷、苍耳子药方。孩子服药7天后，同学来电话告诉我，外甥的病已好了90%。小儿感冒后慢性鼻炎的治疗，依然需要清除肺热，与治疗感冒一脉相承。

　　还有一名患儿，9岁，白天流黄色黏稠鼻涕，鼻塞，使用好多手纸也擦不尽。为此去耳鼻喉科诊疗，静脉滴注阿奇霉素7天，症状依旧，未有改观。朋友介绍他到我这里吃中药治疗。孩子体质健康，精神好，只是口气较重，唇红如妆，缺少津液润泽，大便干结，两三天一次，鲜舌质红，苔薄黄，仍属于肺热未清除。依然采

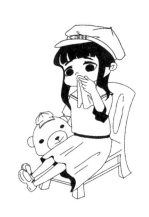

用麻杏石甘汤加白芷、辛夷、苍耳子治疗。患儿服用7剂，鼻窍通，鼻涕止。

鼻炎的病因与症状

所谓鼻炎是指鼻黏膜充血、水肿，分泌物增加，以鼻塞、流清稀鼻涕或者黄色黏稠鼻涕、鼻鸣、鼻音加重为主要表现的疾病。

许多人感冒了，会感到鼻塞、流清鼻涕或者黄黏稠鼻涕。有的人没有上述症状，但鼻音加重，一听就是感冒。有时候熟人或者老朋友好久不见了，打电话问候，一听其鼻音很重，瓮声瓮气的，你肯定会问："最近感冒了？"这就是急性鼻炎。

还有的患者，感冒后经过一段时间的治疗，发热、咳嗽等症状大部分消失，只是遗留下鼻塞、流涕等症状，缠绵难愈，转成了慢性鼻炎。这种患者多是输液治疗感冒遗留下的。原因就在于输液治疗不能及时地发表、出汗，肺气未能宣发，肺热未能清除，因此，肺窍未能畅通。

急性鼻炎多是由感冒引起。用现代医学的研究方法，鼻塞、流涕的感冒患者，在其鼻黏膜的分泌物中发现了一种病毒，因为该病毒在鼻黏膜中会造成鼻子发炎，所以命名为"鼻病毒"。鼻病毒是导致感冒的罪魁祸首。因为大部分感冒都伴有鼻塞、流涕、鼻音加重的症状，所以现代医学认为感冒多是由于鼻病毒感染所致。

华盛顿2009年11月18日路透社电　美国费城一家儿童医院从9月初开始，治疗了约五百个类似甲型流感的儿童，但检验结果显示，患儿感染的是一种鼻病毒，属于一种普通的致人感冒的病毒，可是患儿的症状却异常严重。到费城儿童医院求医的患儿，多有发热、流鼻涕、咳嗽甚至肺炎等症状，与感染甲型H1N1流感病毒相似。经化验后，确定为鼻毒病作祟，一般的鼻病毒会使患儿很不舒服，但对患儿的伤害不大，其症状像感冒、流鼻涕的情况严重，但体温升高幅度不大。可是，近日验出的鼻病毒，却使患儿出现严重症状，甚至引发肺炎。

鼻病毒所致流感并无疫苗，也没有治疗良方。若症状严重者，医院通常的治疗是吸氧，确保患儿不脱水。医院通常会为患儿静脉注射，因为咳嗽或喘得厉害的患儿，通常难以喝水或进食。

从以上报道看出，面对感冒，现代医学的诊断主要是查找病原体，在查到了病原体后再寻求治疗措施。中医讲究"理、法、方、药"，相对而言，中医在辨证施治综合系统治疗上，要更胜一筹。

肺开窍于鼻

鼻塞

"肺开窍于鼻"。从呼吸系统的整体来看，气管向下延伸，分为支气管、细支气管，越分越细，散布于肺组织中；气管向上延伸，即为咽喉、鼻。肺与外界的气体交换的起始通道就是鼻。

中医理论上讲"肺主气，司呼吸，外合皮毛，开窍于鼻，通调水道，下输膀胱，主一身之表"。若风寒之邪侵袭肌表，肌腠郁闭，毛窍闭塞。人们常说"毛窍闭塞"，却不深究其含义，常常认为就是汗毛孔闭塞，导致发热、身体无汗。这只是毛窍闭塞的一部分，还有一部分呢？就是鼻窍闭塞。鼻窍里也有许多毛，称为"鼻毛"，带毛的鼻窍难道不是毛窍吗？所以，毛窍不仅仅指汗毛孔，还指鼻孔。从临床症状来说，人体感受风寒之邪后，不仅发热无汗，还会出现鼻塞，或者鼻窍不甚通畅。

《伤寒论》中，《桂枝汤证》一节中这样描述："太阳中风，阳浮而阴弱，阳浮者，热自发；阴弱者，汗自出。啬啬恶寒，淅淅恶风，翕翕发热，鼻鸣干呕者，桂枝汤主之。"其中的"鼻鸣"，就是我们现在说的"鼻音加重"，或者说是呼吸时，气体冲击鼻腔形成的声音。正常情况下，是没有这种声音的。感受风寒不严重的情况下，鼻窍稍有改变，通气不畅，但还未有完全闭塞，汗毛孔也没有完全闭塞，所以才有"汗自出""鼻鸣"。如果风寒之邪比较严重，那时就会出现"无汗""鼻塞"了。

因此，"汗自出""鼻鸣"的情况下，患者服一剂桂枝汤，再喝碗热稀粥以助发汗，就可以治好鼻炎了。

如果风寒较重，出现发热、无汗，肢体关节疼痛，鼻塞，那就必须用麻黄汤，宣肺开窍。麻黄就能通鼻窍，治鼻塞不通。后来人们又从麻黄中提取了麻黄碱，研制出一种能快速、有效缓解鼻塞的药物——氯麻滴鼻液。

小贴士

陈克恢从麻黄中分离出麻黄碱

陈克恢（1898～1988年），江苏青浦（现上海市青浦区）人，美籍华裔药理学家，20世纪国际药理学的一代宗师。陈克恢早年进入北京协和医学院药理系，后来又留学美国，获医学博士学位。他做了大规模临床试验，确认麻黄平喘有效。后来又与施密特合作，从中药麻黄中分离出了麻黄碱。麻黄碱服用方便、效力长。

后来人们又发现了麻黄碱通鼻窍的作用。

麻黄汤、桂枝汤都能通鼻窍，可以治疗感冒引起的鼻塞，也可以治疗慢性鼻炎所致的鼻塞。

除此之外，麻杏石甘汤、麻黄附子细辛汤、射干麻黄汤等，都可以治疗鼻塞。

鼻涕

正常人的鼻黏膜分泌的液体较少，只起到湿润鼻腔、黏附流经鼻腔的空气中的灰尘，达到净化、湿润空气的作用。中医认为肺脏具有宣发、敷布的作用，宣发与敷布不可分割，没有宣发，也就不能敷布。正如《灵枢·决气篇》中说："上焦开发，宣五谷味，熏肤、充身、泽毛，若雾露之溉……"受到外界的风寒之邪侵袭后，毛窍闭塞，肺失去宣发的功用，也就不能正常地敷布津液。肺不能正常宣发，就会出现肺气上逆。肺气上逆，导致津液上逆，因此出现咳嗽吐痰、流清涕，或者流黄浊涕。

流清涕与流黄涕

流清稀鼻涕，属于肺寒，至少是没有肺热；流白色黏稠鼻涕，表示肺部有热；如果流黄色黏稠鼻涕，那肯定有肺热无疑；如果流黄色脓样鼻涕，肯定属于肺热极重。

一般情况下，清鼻涕不夹杂血丝。

黄色黏稠鼻涕如果夹杂血丝，也肯定属于肺热。

许多感冒患者鼻涕的变化常遵循这样的规律：清稀鼻涕→黏稠鼻涕→黄黏稠鼻涕。这说明感冒初始，体内尚无热邪，随着肺气的郁闭，肺热逐渐加重。

从鼻涕的颜色、质地辨识寒热，不仅适用于感冒所致的急性鼻炎，也适用于辨识慢性鼻炎。

清肺通窍止涕散

凡是鼻塞不通，流黄色黏稠鼻涕者，都可采用清肺通窍散加减。

清肺通窍散

麻黄10克	生石膏40~60克	杏仁10克	甘草10克
生地30克	玄参30克	麦冬30克	白芷15克
辛夷9克(包)	苍耳子9克		

有口臭、腹胀症状的，可以加用焦三仙、鸡内金、槟榔、厚朴等药，有大便不通者，可加少量大黄，以通腑泄热。

加水700毫升。煎取药液400~500毫升，分3次服用。在起锅前5分钟，加入葱白40克，会增强通鼻窍的作用。就像做汤时加葱花一样，利用大葱的辛味，达到通鼻窍的作用，如果煮的时间过长，这种辛味发散掉，通窍作用不明显了。

鼻炎、咽炎、中耳炎，皆为热邪熏上窍

上面讲述了肺热所致的鼻塞、鼻涕等鼻炎的不适症状。很多儿童患者感冒发热时常伴有耳朵疼痛，这时要考虑中耳炎；有时伴随着咽痛咽痒

者，需要考虑咽炎；伴随声音沙哑者，要考虑声带的炎症。这些炎症非常多，如果发生在儿童身上，其机理都是一致的，都是肺热胃热熏蒸清窍所致，治疗起来原则也一致，都是清除肺胃之热，兼以宣肺、消食导滞。这也体现了中医的"异病同治"原则。

曾经治疗一董姓女孩，13岁，初一学生。半年前出现感冒发热、咳嗽症状，经治疗发热、咳嗽痊愈，遗留鼻塞不通、流黄黏稠脓涕、耳堵闷、听力下降，同时还伴有咽痒、咽部异物感，声音沙哑不清亮，鼻鸣音重，耳闷，就像游泳时耳中灌进了水一样；患者诉说自己跟老师练习声乐，从感冒至今半年多，嗓音一直打不开，很是痛苦。虽然一直采用中西医治疗，症状未有明显改观。患者喜凉怕热，咽部充血明显，未见扁桃体肿大。额头部许多红色丘疹，不痛不痒，但有碍美观。目痒，纳眠可，二便调，舌质红，有瘀点，苔厚而黄。总体来看，仍然属于风热上攻，肺胃热盛。

处方：

麻黄10克	生石膏90克	金银花30克	连翘15克
苏子20克	牛子15克	杏仁12克	生地20克
玄参40克	麦冬30克	焦三仙各12克	厚朴15克
槟榔20克	白芷15克	知母30克	黄芩30克
蝉蜕15克	石菖蒲20克	辛夷6克	芙蓉叶12克
罗汉果1个	甘草10克		

生姜、大枣为引，水煎服，日一剂。7剂。

二诊时，女孩诸症好转。耳闷若有若无，听力明显提高，几乎接近正常；鼻窍通，仍流白色黏稠涕，鼻鸣尚有；目已不痒；咽部充血仍明显。大便每日二次，细软便。舌质红，有瘀点，苔黄厚。上方加丹参30克，煎服法同上。

三诊时，女孩耳闷已去，鼻鸣消失，少量鼻涕。高音已能唱上去，咽部充血亦有好转，纳眠可。舌苔明显好转，唯剩中间一块存厚苔，面色稍显微黄而暗。清散日久，酌加补益肺气之品，加西洋参12克，五味子9克。

煎服法同上，7剂。

有鼻炎患者、有咽炎患者、有中耳炎患者，像这种三炎合一集中于一体者，而且缠绵难愈近半年之久不太多见。风热上攻于鼻、咽、喉、耳，诸窍不利，数症并作。这是一条主线，也是病的筋骨，抽掉筋骨，诸症病皆除。另外，热为主，风为副，风助火势，风火相扇，是其特点。清热解毒为主，祛风凉血为辅，通腑必不可少。腑不通，火热之邪何以排除？之所以收效甚好，在于诸法合用，主旨明确。药味少剂量小，岂能收效？女孩说这药效果真好，终于可以放声歌唱了；女孩母亲说找过好多中医大夫，从来未有过这么大包的药。我解释说："你这病辗转反复于多个医生，迁延半年余而不愈。为什么呢？大概原因有二：一是辨证不明，用药不对路，二是辨证对路，但病重药轻，不能取效。现在的中医是很难干的，患者首诊大多选择西医，西医治不了，再来看中医，迁延日久，病势沉重，病机复杂，一般的思路、治法、剂量很难凑效。另外，现在的药物（中草药）大多是人工种植，生长期短，天地之气蓄积不够，味薄气浮，常规剂量是很难奏效的。"

通鼻窍的小验方

常见的通鼻窍、治疗鼻塞的食物有：

大葱50克，切碎，用适量开水冲泡，盖上盖子，闷5分钟，用鼻吸热气，喝大葱茶，即可通鼻窍。可治疗感冒初起时的鼻塞不通。

圆葱（即洋葱）是一种常见蔬菜，众所周知，切圆葱时，圆葱的辛辣会使人涕泪交加。掰几块圆葱，置于鼻孔附近，可收到通鼻窍之功。圆葱的这种辛通作用还可以治疗心绞痛，扩张冠状动脉。有一个验方就是把紫皮圆葱切成小碎片，浸泡在红葡萄酒中，半个月后，每天食少量圆葱，喝50毫升葡萄酒，对预防心脑血管疾病很有效果。

有些专门治慢性鼻炎的医生，采用取嚏法治疗。把少许粉末状的药物吹入患者的鼻腔，使患者频频打喷嚏，流出大量的鼻涕。那些号称是祖传秘方的粉末状的药物中大多是胡椒、皂角、白芷等，有时也可以取得一定的疗效，主要作用是通鼻窍。

胡椒粉，将微量胡椒粉吹入鼻窍中，可以取嚏，通鼻窍。

皂角粉，将少量皂角粉吹入鼻窍中，可以取嚏，通鼻窍。

绿芥末，我们在饭店吃日本生鱼片或者三文鱼时，常常要蘸一下绿芥末（即青芥辣、山葵），有时蘸得多了，会冲得涕泪并出，鼻窍通畅。

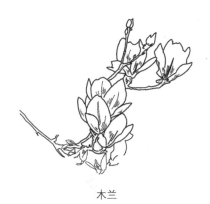

木兰

辛夷，木兰干燥的花蕾。性温、味辛，归肺、胃经。能够发散风寒，宣通鼻窍。辛夷有收敛作用而保护鼻黏膜，并能促进黏膜分泌物的吸收，减轻炎症，使鼻腔通畅。

白芷，白芷性温，味辛香，可作为药用，又可作为香料。能够通鼻窍，治头痛、腹痛、牙痛，还可以治疗妇女痛经、白带。尤其是能够散寒解表、通鼻窍，常被用来治疗感冒引起的鼻塞不通。

苍耳子，性温、味甘，有小毒。通肺窍：用于鼻炎、鼻窦炎，常配辛夷、白芷、薄荷。祛风湿：用于治疗皮肤痒疹（如荨麻疹）、风湿痛。每日用量3～10克。

治疗慢性鼻炎可取苍耳子30～40个，轻轻捶破，放入清洁不锈钢杯中，加麻油50克，文火煮开，去苍耳子，待冷后，倒入小瓶中储存备用。用时以棉签饱蘸药油涂鼻腔，每日2～3次，两周为一个疗程。

按摩迎香穴，可以通鼻窍。迎香穴顾名思义，迎接香气。鼻塞者的鼻子不能知香臭，怎么还能迎香？只要按摩或者针刺迎香穴，不仅能解鼻塞，而且鼻还能知香臭。鼻塞日久，慢性鼻炎患者会出现嗅觉丧失。按摩迎香穴不仅能治疗鼻塞，还能减轻嗅觉丧失的症状。

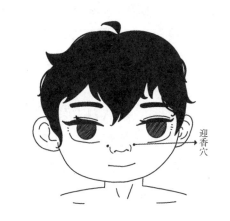

迎香穴

第九章　睡眠时打鼾、张口呼吸，警惕腺样体肥大

　　许多成年人，尤其是体型较胖的人，睡觉时容易打鼾，有时声音还非常大。有的人平时睡觉不打鼾，但是一旦工作疲劳，睡眠极度深沉时，也会打鼾。打鼾严重到一定程度，还会出现睡眠中呼吸暂停，这种情况就称为"呼吸睡眠暂停综合征"，时间长了，严重影响人的心脏、大脑的供氧。这类患者如果肥胖，首先必须减肥，然后再加用其他的手段治疗。最近，一些儿童也出现了睡眠中打鼾的症状，常常伴有鼻塞不通。

　　不少家长因为孩子非感冒期间或者感冒痊愈后仍然出现鼻塞、鼻鸣音较重，或者张口呼吸，尤其夜间加重，或者打鼾，前来就诊。如果按照慢性鼻炎治疗，效果常常不明显。有些家长带孩子去耳鼻喉科看西医，经过X线检查，多数都被诊断为腺样体肥大，有的医生建议输液治疗，静脉滴注抗生素，可是孩子输了两周抗生素，症状却没有任何缓解。有的医生建议手术切除腺样体，但手术需要全身麻醉，家长又不接受。很多家长带着孩子转了几家医院，又来找我，决定让孩子服用中药治疗。治疗多例腺样体肥大患儿后，我认为中医药能很好地解决腺样体肥大引起的鼻塞、鼻鸣音重、夜间张口呼吸、打鼾等症状。因此，针对门诊上患腺样体肥大的儿童逐渐增多的趋势，许多家长感到很困惑，而又束手无策，我想谈谈腺样体肥大的中医治疗与预防。

腺样体也是一种淋巴组织

腺样体在鼻腔后部，位于鼻咽顶与后壁交界处，像扁桃体一样，是一种淋巴组织，形状如半个剥皮橘子，表面不平，有5～6条纵形沟裂。腺样体在人出生后即存在，逐渐长大，6岁左右最大，一般10岁以后开始萎缩。所以成人很少患腺样体肥大。

儿童感冒时，常诱发急性腺样体炎，表现为突然发热，体温可达40℃，鼻塞严重、呼吸困难，若炎症波及咽鼓管可引起化脓性中耳炎，表现为耳内闷胀、耳痛、听力下降等。

腺样体处在慢性炎症状态就是腺样体肥大

腺样体受到刺激后，就会充血水肿，也就是"发炎"，经过治疗，炎症消失，就恢复到正常大小。急性的腺样体炎症如果反复发作，腺样体就会一直处在炎症充血状态。旧的炎症未愈，新的炎症又来，腺样体如果反复受刺激，会出现慢性的、持续性的增生、肥大，就称为"腺样体肥大"。

腺样体肥大的症状

鼻塞　腺样体增生、肥大到一定程度，就会堵塞鼻咽部的通气道，出现鼻塞。

张口呼吸　鼻塞影响呼吸，就必须靠嘴呼吸，形成张口呼吸。

打鼾　腺样体肥大增生使气道狭窄，导致患儿张口

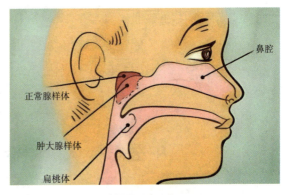

腺样体肥大示意图

呼吸。患儿睡眠时，张口呼吸，气体不时冲击舌根部及悬雍垂等组织，随着呼吸而发出阵阵鼾声。

由于儿童发育需要大量的氧气，而打鼾会使孩子在睡眠中严重缺氧，直接导致脑部供氧不足，引起促生长激素分泌减少，不但影响孩子的身高，而且会使身体抵抗力下降，长此以往还将影响到孩子智力发育。所以，这类孩子不仅易患呼吸道感染，而且易患鸡胸、漏斗胸，甚至诱发肺源性心脏病。因此，儿童打鼾比成人有更大的危害。长期呼吸道阻塞导致肺扩张不良、肺换气不足，还可引起肺动脉压升高。

咳嗽　由于鼻塞，患儿的鼻涕向咽部倒流，刺激下呼吸道黏膜，容易患气管炎，常引起阵发性咳嗽。

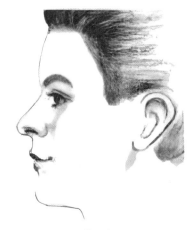

正常面容

腺样体面容　长期用口呼吸，气流冲击硬腭会使硬腭变形、高拱，久而久之，面部会变形，出现上唇短厚翘起、下颌骨下垂、鼻唇沟消失、牙齿排列不整齐、上切牙突出、咬合不良、鼻中隔偏曲等，面部肌肉僵硬，缺乏表情，医学上称之为"腺样体面容"。

另外，患儿长期用口呼吸、鼻子不通气，易造成头部缺血、缺氧，出现精神萎靡、头痛、头晕、记忆力下降、反应迟钝，严重时还可以出现耳闷、耳鸣、听力下降等。

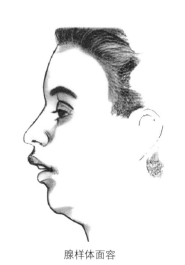

腺样体面容

中医怎样认识腺样体肥大？

从患儿的病史来看，大部分腺样体肥大者都有反复感冒、反复发热的经历。这种经历揭示了患儿肺热的体质。

从腺样体所处的位置来讲，它位于鼻咽部上壁与后壁的交界处，位于呼吸道的上端。如果肺部有热，热邪向上熏蒸，就会使腺样体红肿，久而久之出现增生、肥大。腺样体肥大、增生的机理与扁桃体肿大的机理基本一致，都为肺热熏蒸所致。因此，腺样体肥大患儿多伴有扁桃体肥大。

腺样体肥大患儿多有以下临床症状：偏食、喜食肉，少食蔬菜，大便干结难下，小便黄，舌质红，苔薄黄。这些症状也提示患儿体内蓄积了大量的热邪。

打个比方：肺部的热邪就像火苗一样，向上熏蒸着腺样体，腺样体被灼伤了，变得红肿，这就是腺样体炎症。经过治疗，肺热被清除，腺样体也就自动地、慢慢地恢复健康。如果不再被熏蒸，可能就恢复到正常大小。如果还未恢复到正常，再次被燃烧的肺火熏蒸，未复原的腺样体又会再度肿大。如此下去，三番五次，就会出现慢性的腺样体增生、肥大。

因此，引起腺样体肥大的一个重要原因就是肺热。

中医如何治疗腺样体肥大？

肺热是导致腺样体肥大的最重要的原因，清除肺热是治疗腺样体肥大的重要方法，而且要始终坚持，不可偏离。

同时要对肺热产生的原因予以清除：孩子尽量少食辛辣、油腻食品，减少高热量食品的摄入，如各种肉食以及肯德基、麦当劳等快餐食品，多摄入一些新鲜的绿色蔬菜。

避免食积化热。许多家长对孩子的饮食缺乏控制，常常让孩子随心所欲。孩子又不像成人那样，能自我控制，所以经常会出现吃多了撑着，中医上称为"食积"。食积容易化火，胃热诱发肺热，形成肺热蓄积，熏蒸腺样体，因此，要控制孩子的饮食，一定不要吃撑了。吃撑了怎么办？服点消食的药物，及时地消除食积，就能避免食积而生热化火。

给体内的肺热之邪以出路。体内有了热邪，就要使热邪释放出去。因此孩子要多喝水，多小便，使热邪随小便而排到体外。如果有大便干结难下的情况，就要使用药物通大便，使大便通畅，每日1次，使肺热从大便排出。

如此这般，切断了肺热之邪的产生，打通了热邪外出的通路，体内热邪就不可能蓄积化火、熏腺样体，腺样体就能恢复到正常，腺样体肥大引发的各种症状也就缓解了！

当然，腺样体肥大的中医治疗时间较长，短则两三周，长则七八周，只要患儿能够坚持服药，一般都能取得较好的疗效。因为我反对儿童拍X光片，所以只要患儿症状消失，我就认为其治愈了，不再建议患儿拍片复查。没有症状，不痛苦了，何必再去受一些X线辐射，对人体造成危害？

有一名10岁患儿，鼻塞、张口呼吸、睡眠时打鼾已有很长时间，家长也不了解腺样体肥大这个病，一直找医生按慢性鼻炎治疗，疗效不明显。来我这里诊治时，患儿已经有了腺样体面容，我建议他去齐鲁医院耳鼻喉科找我一个朋友看一下。拍片检查后，诊断为腺样体肥大。血常规正常，也不需要抗生素治疗。或者采用手术治疗，但需要全麻，家长不同意，还是选择服中药治疗。

患儿打鼾较为严重，家长形容其鼾声"像开火车一样"。患儿张口呼吸，鼻塞。偏食，爱吃肉，基本不吃蔬菜。大便干结如羊屎已多年。舌质红，苔薄白，咽部充血，未见扁桃体肿大，一派典型肺热征象。

处方如下：

金银花30克	连翘15克	牛蒡子12克	夏枯草30克
生地30克	玄参40克	麦冬40克	生石膏60克
焦三仙各12克	鸡内金12克	槟榔15克	麻黄9克
杏仁9克	甘草9克	白芷10克	辛夷6克（包）

水煎服，日1服，7服。

复诊时，患儿诸症减轻，大便好转，但未出现腹泻。我在上述药物中加三棱、莪术各15克。患儿继续服7服。

患儿后来因出现感冒，症状有所反复，但仍然坚持服药。前后服用了两个月，诸症消失。

还有一名3岁患儿，也是睡眠时打鼾，张口呼吸，被诊为腺样体肥大，在我处服药两周，诸症消失。后又因感冒复发，他坚持服上几服药就好了。

慢性腺样体肥大治愈较慢，但只要患儿坚持服药，注意饮食，预防感冒，一般都能治愈。因此，接受中医药治疗可使患儿免受外科手术之苦。

腺样体肥大的预防

最近经常有腺样体肥大的患者来诊。通过这些患者，我总结了一个规律性的东西：腺样体肥大纯粹是吃出来的毛病，食积是其根源。

昨天下午接诊了五岁小患者，主要症状就是睡眠时打呼噜、张口呼吸、鼻塞，被诊断为腺样体肥大，儿童医院建议手术切除。患者家长不同意手术治疗，在朋友的建议下来我处就诊。现在患儿还有轻微咳嗽、睡眠不安、在床上来回翻滚、口臭，大便还能保持每天一次。孩子家长说，腺样体肥大三年了，平时症状轻，一感冒症状就加重。家长观察总结的发病规律还是很正确的。腺样体肥大的三大症状：睡眠时打呼噜，张口呼吸，鼻塞，多在治疗后好转，一旦感冒，常常诱发加重。检查患者的咽部，发现扁桃体也将近三度肿大，充血明显，内火很重。我就告诉家长：这个病好治，但关键的问题是防止复发。需要家长在饮食上一定要配合。如果不注意饮食，这个病治疗起来就很困难，即便是治好了，复发率也非常高。

因此，治疗腺样体肥大，必须要两方面来进行结合，一是药物治疗，二是饮食治疗，或者饮食配合治疗。

中医讲"治病要忌口"。治疗儿童腺样体肥大，忌口是必须的：不能吃牛羊肉，牛羊肉做的水饺，涮肉，炖肉，烤肉等，皆不适宜食用；不能吃辛辣的东西。如果去吃牛羊肉及辛辣的食品，腺样体很快受到刺激，肯定会再度肿大，堵塞气道之后，张口呼吸、睡眠时打呼噜、鼻塞现象会更加明显。有很多小患者就是因为不忌口，爷爷奶奶做了羊肉水饺，或者涮羊肉，孩子吃了这些，症状很快就复发了。

所谓的忌口，还有一个含义，就是要注意饮食的量，吃饭不要吃得过多，吃到七八成饱即可。但是现在的家长在孩子的饮食问题上，常常犯原则性错误：经常错误地认为孩子吃得越多，营养就越好，身体就健康。这种观念大错特错，贻害无穷。就说昨天这个患儿，患者的爷爷奶奶只要看到孩子少吃了，就心疼得掉泪，只要看孩子吃得多，爷爷奶奶才高兴、才放心。喜欢孩子多吃饭的常常是爷爷奶奶、姥姥姥爷，很多家庭都存在这种现象。一定要对孩子的爷爷奶奶、姥姥姥爷进行科普教育，千万不要让孩子吃那么多。吃多了以后，超过了孩子得消化能力，就会形成食积，食积时间一长，就化热，中医常用术语就是"食积化热"。这就会导致这一系列疾病的发生：感冒、发烧、咳嗽、扁桃体肥大，腺样体肥大等等一系列疾病。

这个时代，物质生活如此丰富，怎么还能饿着孩子的？

保持大便的通畅，对腺样体肥大患者的康复也是非常重要的。只有保持大便通畅，才能有效地消除食积及其食积化热形成的热邪。因此，如果腺样体肥大的患者伴有便秘，必须要通大便。大便通畅，有利于腺样体肥大的消除。

缩腺通窍汤

这个方子是我治疗腺样体肥大的主方，应用多年，许多患者都取得了很好的效果，睡眠时张口呼吸、打鼾、鼻塞等症状都能得到改善，甚至全部消失，复发患者使用依然有效。

金银花15～30克	连翘10～20克	牛蒡子10～20克
生地10～30克	玄参20～40克	生石膏40～90克
焦三仙各12克	三棱、莪术各10～20克	鸡内金6～12克
槟榔10～20克	厚朴6～12克	麻黄6～9克
杏仁6～9克	夏枯草10～30克	白芷9～12克
辛夷6～9克（包）	甘草9克	

生姜、大枣为引，水煎服，日一剂。

全方主要是清热解毒、消食导滞、软坚散结、宣通鼻窍，具体剂量须在医师指导下运用。

一个7岁患儿，频频做吸鼻动作（每分钟1～2次），睡眠中张口呼吸、打鼾近2年，同时伴有喷嚏，鼻塞。曾以慢性鼻炎、多动症治疗，不效。患儿发育正常，体型偏瘦，平素嗜食肉类、鱼虾，反复感冒发热、咳嗽，基本每月1～2次。咽部充血明显，扁桃体Ⅱ度肿大。盗汗，汗出可以湿透枕巾。腹胀，口中异味，大便2日一次，干结难下。手心热，舌质红，苔薄黄。他曾经在医院摄颅部X光片，确诊为腺样体肥大，气道已被堵塞4/5，西医建议患儿手术治疗。家长说孩子的表姐曾经因腺样体肥大做过手术，术后3个月就复发了。所以他们不接受手术治疗，特来我这里服用中药治疗。

从患儿的整体情况来看，反复感冒、咽部充血、扁桃体肿大、大便干、手心热，患者无疑属于肺热，肺热熏蒸日久，腺样体长期处于炎症充血状态，就呈现肥大状态，堵塞气道。患者频频做吸鼻动作，是机体的本能反应，以之来求得通气。眠中打鼾，是因为睡眠时（尤其是平卧）在重力作用下，气道变得更窄，出现气流的冲击，故打鼾；张口呼吸同样是因为气道狭窄，导致氧气供应不足，机体的自我保护反应。以清肺泻火、软坚散结、宣通鼻窍为治法，处方如下：

麻黄9克	生石膏60克	杏仁9克	甘草9克
知母30克	生地30克	玄参30克	麦冬30克
焦三仙各10克	莱菔子15克	厚朴12克	槟榔20克
白芷10克	辛夷9克	金银花30克	连翘12克
薏米30克			

生姜、大枣为引，水煎服，日一剂。每剂药煮取药液500ml，分多次服用，一日服尽。

二诊

患儿服药1周，大便每日1次，依然成形，未现腹泻，未达到预期效果。腺样体肥大症状变化不大，腹胀已经消除。我本以为患儿服药后应出现腹泻，每日2～3次。药虽重剂，仍未力逮病邪。便不泄，热邪何以出？上方去莱菔子、薏米，加丹参20克，患儿多饮水、吃蔬菜通便，中药继服一周，以观后效。

三诊

患儿眠中打鼾、张口呼吸均明显好转，大便每日2～3次，不成形。患儿口中异味亦消失，咽部充血明显好转，扁桃体依然肿大。家长有些着急，服药已经三周，症状有改善，但能不能完全消失？对此有疑问，我告诉患者，一定要坚持，腺样体肥大的形成是个慢性过程，消失也不可能一蹴而就，也要有个过程。俗话讲"病来如山倒，病去如抽丝"，现在病情有所好转，需要坚持。上方去生地，加黄芪15克、防风9克（因患儿遇凉风就打喷嚏）。继服一周。

四诊

患儿症状改善明显，眠中无打鼾，已能闭口，用鼻呼吸，在候诊的半个多小时基本没有观察到吸鼻的动作。

家长很是高兴。这些症状的改善都说明患儿的腺样体已经缩小、气道已经通畅。家长问是否需要拍X光片检查，我感觉没有必要再拍X光片，以免患儿受辐射损伤。患儿再服药一周，就可以停药休息。要注意饮食，不要吃太多的肉、不要吃得太饱，多运动。如果出现大便不畅要及时来就医，以免出现发热、咳嗽，再次激起腺样体肥大！"患者家长很高兴地说："孩子以前每个月都要感冒一两次，这一个多月都没有感冒了！"是的，服用这些药一般是不会感冒的，这些药能够消食导滞、清热泻火，能提高人体的免疫力！

治疗腺样体肥大，服药周期比较漫长，一般来讲，需要服用4～8周。因此需要患儿的毅力和坚持，同时还需要改善患儿的膳食结构、饮食习惯。有的患儿不能坚持服药，就很难取得满意的疗效。治疗腺样体肥大，并不能仅仅局限于腺样体本身，而是要把腺样体放在人体体质的大环境中去考虑，只有改善了人体体质的大环境，腺样体才会恢复常态。

　　关于手术治疗腺样体肥大，我认为：能不手术就尽量不选择手术治疗，毕竟手术对人体的损伤较大；而且这种手术还需要全麻，风险较大；另外，手术也并不是一劳永逸，如果不能很好地改善患儿的体质，术后复发的几率很高。

第十章　手足口病就是
一种特殊的感冒

2009年4月，正是手足口病流行的季节。一位来自济宁的患儿因为反复感冒来看我的门诊。据家长说，患儿每半个月就感冒一次，发热、咳嗽，扁桃体肿大。大便经常干结难下，多数2～3天一次大便。患儿口唇干红，舌质红，苔黄厚，咽部充血，口腔内有溃疡点与水疱。当时正是手足口病的流行季，我又仔细地检查患儿的手足，发现隐约地出现了四五个斑疹。我告诉家长患儿可能是手足口病。家长很担心，急切地问："有危险吗？怎么治疗？"我告诉他："不用着急，因为你孩子还没有发起热来，或许刚刚开始，吃上几服中药就能好。"一听说手足口病，刚才围了满满一屋子的候诊患者、家长都被吓得出去等待了。这说明很多人还是有较好的防范意识，另外，也表明了家长对手足口病的惧怕与担心，唯恐避之不及。

4天后，家长发短信给我，说孩子看完病的第二天开始发热，一直服用我开的中药，发热持续1天就退了，口腔溃疡、手足疱疹也消失了。孩子继续服用完那些中药，差不多就痊愈了。

其实手足口病并不可怕，就是一种特殊类型的感冒。手足口病的死亡病例大多属于失治、误治。有的家长不知道孩子得的是手足口病，一直让患儿在条件较差的小诊所输液治疗，结果患儿高热不退，出现了惊厥、抽风等神经系统受损的症状，或者出现了心肌炎、心衰等心脏受损的症状，才进入重症监护室治疗，这时无论花多少钱，治疗都是非常棘手的，死亡率也很高。在治疗手足口病方面，中医、中药的理论、手段不仅非常有效，而且花费较少。

很久以前就有手足口病，可能属于散发病例，没有那么多人感染，也没有那么多的死亡病例，因此也不像现在广被人知。我最早接触手足口病患者，还是在做实习医生时。1992年的夏秋之交，在济南市中医院的儿科门诊，跟当时的儿科主任刘清贞教授抄方。刘老师很负责，对一些典型病例都能讲授给我们。我记忆比较深的就是手足口病了。那时很多手足口病患者经过服用中药治疗，都能得到很好的治愈，基本没有死亡病例。所用药物基本就是宣肺解表、清热解毒的中药。

新西兰最早报道手足口病

手足口病是一种由肠道病毒引起的常见传染病，主要临床表现为手、足、口、臀等多个部位出现疱疹或者是斑丘疹，同时可能伴有发热。若不及时治疗，少数患者可能发展成脑膜炎、脑炎、急性迟缓性麻痹、呼吸道感染、心肌炎等。

从临床症状上来看它就是一个特别类型的感冒。为什么这样说呢？就是因为它伴有手足口部的疱疹，其发病初期一般仅有发热、咽痛、咳嗽等感冒的一般症状。

手足口病最早是新西兰于1957年报道的。随后这个病在欧洲的许多国家像英国、法国、意大利、德国流行，然后到了美洲，美国、加拿大等国家也先后发生。1970年，日本发生了手足口病，而且常年流行，患者比较多。

1981年，上海首次报道这种疾病。随后山东，还有其他十几个省份陆续报道了这种疾病。所以从这个角度来看，手足口病的流行是全球性的。

中国明清时期可能发生过手足口病

从中国医学史来看，在现代医学进入中国之前，中医对治疗传染病，担负着重任。在与传染病作斗争的过程中，总结出了许多经验。然后把这些治疗传染病的临床经验进行总结，形成了一个学派——温病学派。

那个时代实际上已经有了很多的传染病。温病学派中有一种特殊的诊断方法就是辨斑疹、白痦。

什么叫斑疹呢？所谓"斑疹"就是皮肤局限性或弥漫性皮色改变，一般不隆起亦不凹陷，是最常见的一种皮损。"白痦"就是我们说皮肤上出现的一些水疱样的东西。在温病学说当中，这是一个比较新的内容，因为张仲景的《伤寒论》没有这些内容，可能是当时发热性的、传染性的疾病没有出现斑疹、白痦，也可能是这些斑疹、白痦没能引起张仲景的注意。通过文献记载，我们知道在明清时期，出现传染性、发热性疾病的时候，很多患者皮肤上就已经出现了斑疹、白痦这类东西了。由此推测，在明清时期，可能手足口病就已经出现了，只不过那时不叫手足口病。虽然中国的手足口病是1981年才正式报道的，但在正式报道之前有没有呢？我想肯定是有的。

手足口病能自愈吗？

手足口病是由柯萨奇病毒A群的一些毒型、柯萨奇B组的一些病毒、埃可病毒以及肠道病毒EV71型等引起的，虽然病毒不一样，但表现类似。有的病情较轻，有的病情较重，有的患者不用治疗能够自愈，有的患者经过治疗能够痊愈，而有的患者虽然治疗却转变成重症，甚至死亡。这些不同的转归实质上都与患者的体质有很大的关系，所以，治疗手足口病不能只看到病毒，更要注意患者的体质特点。

正是因为如此，绝对不能因为有些患者能够自愈，就不积极治疗。许多重症患者都是因为没有积极地进行正确的治疗，才由轻症演变为重症，出现心力衰竭、呼吸衰竭或者神经系统受损而导致死亡的。如果医生积极地治疗，患者病情就不可能进一步恶化。

手足口病的典型症状

发热

现代医学认为病毒、细菌侵袭人体，会使人体产生一种致热物质，这种致热物质作用于大脑的体温调节中枢，使体温升高，出现发热。

中医认为：手足口病的发热与感冒发热的机理是一致的，外寒内热是手足口病发病的主要机制。所谓"内热"，就是指肺、胃热邪壅盛；所谓"外寒"，就是感受了外界的风寒之邪。

正常情况下，人体一直向外界散发热量。夏天，人们往往汗流浃背，其目的就是通过出汗散发热量，使体温保持正常。其实在平时，我们虽然没有感觉到出汗，实际上皮肤的毛窍在蒸发着大量的水分，散发着热量。

人体触冒了寒邪、风邪，竖毛肌收缩，汗毛孔闭塞，中医称为"毛窍闭塞"，水分无法蒸发，热量蓄积在体内，就形成了发热、无汗，通俗的讲法叫"干烧"。由于体温高于外界，所以患者怕冷，即中医讲的"恶寒"，发热越厉害，恶寒越严重。有的患者虽然穿的衣服很多或者盖的被子很厚，却还是感觉寒冷而瑟瑟发抖，这说明患者发热很严重。有的人发热伴出汗，说明毛窍没有被完全闭塞，热量还可由毛窍泻出，因此，这种患者发热不严重，一般不会出现高热。

特色疱疹

中医发展到清朝，逐渐形成了温病学派，其中，叶（叶天士）、薛（薛雪）、吴（吴鞠通）、王（王孟英）是温病学派的代表人物。温病诊断方法中专门增加辨斑疹、辨白㾦、察舌、验齿等内容，这说明在那个时代发热症状就与斑疹相伴出现了。

手足口病主要表现为手、足、口部的疱疹。图1为手部的疱疹，图2为足部疱疹，图3为牙龈、口腔部位的疱疹，有的患者还表现为口腔的上颌、咽峡部位出现充血、疱疹。与我们平时所常见的口疮一样，都是肺火、胃火过大，向上熏蒸咽喉、口腔所致。图4显示疱疹散在，颜色不是太红。一般来说，疱疹的颜色代表了体内热邪的严重程度，颜色浅红，热邪不是

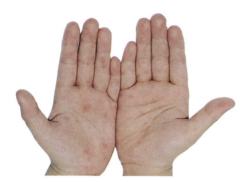

图1 手足口病 手

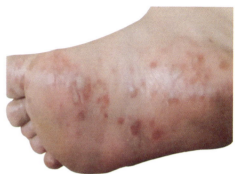

图2 手足口病 足

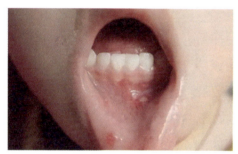

图3 手足口病 口

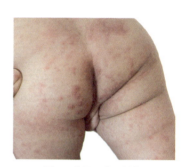

图4 手足口病 臀部

太厉害，颜色深红，热势严重，颜色变成紫红色，热邪更加严重了。红色越浅，热邪越轻，一般愈后效果好；红色越深，热邪越严重，治疗较为困难，愈后越不好！

　　皮肤四肢的斑疹（或者疱疹）的产生是火毒内盛、欲从表散的结果，口腔疱疹、溃疡是火毒上攻熏蒸所致，所以热毒内盛是产生斑疹（或疱疹）的第一重要原因。

　　手足口病流行时，报纸上给出了一些预防的验方。很多医生见到疱疹带有水疱，便误认为是湿邪所致。出现了水疱就一定属于湿邪吗？如果开水烫在皮肤上，出了水疱，你能认为是湿邪所致吗？本来就是内火炽盛、灼伤皮肤所致，非说是湿邪所致，那岂不是笑话？这种人云亦云、不求甚解危害甚大。

其他

　　对临床手足口病病例的观察中还发现：手足口病除了典型症状外，还伴有火热内盛的其他症状：患儿大便干结或者大便极臭，咽部红肿、疼痛、扁桃体肿大，有的还有口臭。部分患儿可伴有咳嗽、流涕、食欲不振、恶心、呕吐、头痛等症状。

其实，我们在认识手足口病时，只是注意到了手、足、口的症状，而忽路了火热内存的本质，换句话说，就是抓住了"芝麻"，忽略了"西瓜"，或者说只认识了"标"，而忽略了"本"。这种认识方式影响了手足口病的治疗。

根据手足口病的典型症状可以看出：火毒内盛是手足口病的发病基础，是内因。外感风邪、寒邪是诱因，是外因。

手足口病的治疗

中医治疗病毒性疾病很有效

现代传染病学已经认识到手足口病是由肠病毒引起，肠病毒又包含了多种，最常见的是柯萨奇A、柯萨奇B、EV71病毒。其他的致病病毒是否还有？我想肯定有，只是我们没有认识到罢了。大千世界，千奇百怪，病毒有多少种？应该是不计其数。只能说我们认识了多少种、发现了多少种。人类为了健康，为了生存，就必须不断地与病魔作斗争。搞病毒研究的人都知道，病毒本身都在时刻发生变异，实在无法找出立刻杀灭病毒的抗生素，也不容易制成疫苗来帮助人们免疫，所以对付病毒性疾病，现代医学找不出特效药物，只能采取对症治疗、支持疗法。2003年的SARS（非典型性肺炎，以下简称"非典"）流行期间，就是因为找不到致病病毒，无法制定治疗方法，导致许多患者的死亡。后来，在广州，在全国著名老中医邓铁涛教授的指导下，医院采用中医的方法治疗非典，大大降低了死亡率，取得了令世界卫生组织也为之惊叹的疗效。

中医治疗瘟疫病积累了非常丰富的经验。1956年，石家庄市曾流行乙型脑炎，死亡率较高。中央组织了以名老中医蒲辅周为主导的中医治疗小组，帮助石家庄市民对抗疫情。蒲辅周仔细观察患者的临床表现，发现多数重病患者以热毒内盛为主，因此建议采用清热解毒、清热凉血法治疗，治愈率达90%以上。到了1957年，北京又流行乙型脑炎时，用上述方法效果不明显。蒲辅周通过大量的病例观察发现，北京那一段时间阴雨连绵，湿热交蒸的特点明显，许多患者舌苔厚腻，发热缠绵难愈，因此，辨证应属暑湿偏盛，遂用杏仁滑石汤、三仁汤等化裁，收到了良好效果。蒲辅周在总结经验时说："这一次实践中我体会到，由于气候的影响，今年的患者在诱因上多有暑湿并重的现象，个别的还有一些变症，我们在治疗脑炎过程中，随时都要注意到这些情况。"

从上述的情况就可以看出，虽然同是诊为"乙型脑炎"，但是临床表现不一样，症状有差异，中医的辨证施治也就有区别。

清热解毒治疗手足口病

热毒内盛是手足口病主要发病因素之一，因此清热解毒就是手足口病的主要治法。

现在热毒内盛体质的患儿越来越多，究其原因，与我们的饮食结构有很大关系。以前的孩子患肥胖症的很少，现在大街上、学校里经常见到肥胖少年。小小年龄，大腹便便，走起路来左摆右晃，跑上几步，气喘吁吁，肥胖儿身体不健康是显而易见的。同样，内火较重的孩子大部分喜欢肉食，有的甚至无肉不吃饭，家长对孩子过于疼爱与娇惯，不加节制，结果孩子越吃越胖，越吃内火越大，经常生病。所以孩子偏食肉食的习惯一定要改善，饮食结构要合理，蔬菜、肉、蛋、奶、米面、水果等都要适量摄取，这样才能保证身体健康。

在世界饮食史上，中国最早提出平衡饮食的观点。《黄帝内经·素问》已有"五谷为养，五果为助，五畜为益，五菜为充，气味合而服之，以补精益气"及"谷肉果菜，食养尽之，无使过之，伤其正也"的记载。

"五谷为养"是指黍、秫、菽、麦、稻等是养育人体之主食。黍（去皮后叫"黄米"，比小米稍大）、秫（高粱）、菽（豆类）则富含蛋白质和脂肪、麦（大麦、小麦）、稻（水稻）富含碳水化合物和蛋白质等。谷物和豆类同食，可以大大提高营养价值。五谷是最养人的食品，因为五谷不仅营养丰富，而且易被人体消化吸收。很多女性为了减肥，不食五谷，结果就出现了贫血、月经不调等症状，影响了身体健康。

"五果为助"系指枣、李、杏、栗、桃等水果、坚果有助养身和健身。水果富含维生素、纤维素、糖类和有机酸等物质，有些水果若饭后食用，还能帮助消化，润肠通便。五果是日常生活中平衡饮食不可缺少的辅助食品。

"五畜为益"指牛、犬、羊、猪、鸡等禽畜肉食对人体有补益作用，能增补五谷主食营养之不足，是平衡饮食食谱的主要辅食。动物性食物多为高蛋白、高脂肪、高热量，而且含有人体必需的氨基酸，是人体正常生理代谢及增强人体免疫力的重要营养物质。但这些高热量的物质如果吃得过多，就会导致儿童内火旺盛，容易感冒，成人就会出现高血脂、高血糖、高血压、冠心病等。所以《黄帝内经》说"无使过之，伤其正也"，意思就是肉虽然香，但不能吃得太多，吃多了也会伤身体！

"五菜为充"则指葵、韭、薤、藿、葱等蔬菜。各种蔬菜均含有多种微量元素、维生素、纤维素等营养物质，有增食欲、充饥腹、助消化、补营养、防便秘、降血脂、降血糖、防肠癌等作用。

据统计，重症手足口病例及死亡病例中，偏远农村山区的幼儿居多。一个重要的原因，农村的生活水平日益提高，儿童的饮食结构发生了变化，肉、蛋、牛奶的摄入量都较以前大幅提高，也使蛋白质的摄入量增加。这些高热量的摄入超过了孩子生长发育、日常生活的需要，会蓄积在体内形成热毒，在适当的条件下，就会发生手足口病。偏远农村医疗条件差、医疗水平低，发生手足口病后，当地的乡村医生懂中医、运用中医知识看病的少，不知道清热解毒、消食导滞、宣肺清热等方法。很多乡村医生只知道让患儿输抗生素、激素，抗生素对很多种食积内热的患者是没有效的。患儿发热数天不退，逐渐就转化为重症，再送上级大医院治疗，为时已晚。

因此，推广科学育儿、均衡营养是很重要的，千万不要认为孩子吃得越多越好。孩子食欲很好时，家长要控制他的饮食摄入量；孩子不愿意吃水果、蔬菜，家长一定要讲清道理，设法让其吃进去；孩子若嗜 食肉食，一定要适度、要控制摄入量。

饮食均衡、适量是消除内火的重要方法，也是预防发热性传染病的实用而有效的方法。

因此，手足口病患儿饮食要清淡、适量，千万不可大补，不能摄入高热量、高营养的食物。清淡的饮食有助于消除食积、清热解毒。

　　另外，服用小儿消食片、小儿七珍丹、王氏保赤丸、清热解毒口服液等中成药也可以消食化积、清热解毒，是治疗手足口病的有效药物。

　　如果高热依然不退，大便干结难下，还可以使用清消散退热合剂（见本书第76页）。

　　如果口腔溃疡症状较重，可以用西瓜霜喷剂或思密达喷涂溃疡处，用质量浓度为0.02%盐酸洗必泰液含漱，或者用金银花10克、板蓝根10克、连翘10克、黄连3克煎汤漱口。

　　手足斑疹（或疱疹）一般会随着体温的下降逐渐萎缩，不需用特殊处理。如有溃破，可以用冰硼散涂抹，或者用金霉素鱼肝油外敷。

手足口病的预防

　　中医"治未病"包含两个方面：一个是未病先防，一个是已病防变。具体到手足口病来讲，未病先防首先要做到三个方面。

一、切断传染路径

　　（1）饭前便后、外出后要用肥皂或洗手液给孩子洗手。

　　（2）孩子不要喝生水，不吃生冷的食物、不吃没洗干净的瓜果。

　　（3）看护人接触孩子前、替孩子更换尿布或处理粪便后均要洗手，并妥善处理污物。

　　（4）居室要经常通风，勤晒衣被。

　　（5）在疾病流行期间，家长要少带孩子去人多的公共场所，减少被感染机会。

　　（6）做好家庭消毒。孩子使用的奶具、餐具要煮沸15分钟消毒；对玩具、厕具等应勤清洗，并用5克/升的84消毒液搽洗消毒；孩子经常触摸的地板、桌椅、床头、门把、扶手等也可用84消毒液抹拭；衣、被等布类和书本置阳光下直接曝晒4小时以上。

　　（7）尿布最好使用一次性纸尿裤。

（8）哺乳的母亲要勤洗澡、勤换衣服，喂奶前要清洗乳头。

（9）若发现孩子有发热、皮疹，要立即去医院就诊。

（10）轻症患儿不需住院，可居家治疗。同时要注意休息，避免交叉感染。不要让居家治疗的患儿接触其他儿童。父母要及时对患儿的衣物进行晾晒或消毒。对患儿的粪便及时消毒处理。

通过以上措施，可以切断传播途径，避免感染病毒，预防发病。

二、染毒不发病

病毒非常细小，又可以随飞沫、灰尘传播，弥漫于空气中。另外，想彻底把病毒消灭干净，也不现实，除非生活在无菌的真空中，否则，随时都可能与病毒接触，这是客观现实。处在同一个幼儿园的同一个班中，为什么有的儿童发病，有的儿童不发病？这就像流感，在甲型H1N1流感最流行的时候，为什么有的人发病，有的人那么健康？那么，怎样能做到"出污泥而不染""染病毒而不发病"呢？

其实，就是在2003年流行SARS时，我们周边的人，即便是与患者接触的人，也不是人人发病，还是发病的人少，不发病的人多。同处在一个大环境中，为什么有人发病，大多数人不发病呢？我认为，发病不发病除了与大环境（病毒感染）有关系外，还与人体的内环境有关系，即与人体的体质、状态有关系。而且内因是基础，外因是条件。

上面我们讲了通过大量的病例观察发现：火毒内盛是手足口病的发病基础，外感寒邪是发病的诱因，只要及时清除体内的热毒，就是染上病毒，患儿也不会高热，更不会高热持续不退。

怎样判断儿童是否存在热毒内盛？如果出现了以下7条，就说明热毒蓄积于体内了。

（1）眼眵（眼屎）。早晨起床时，睫毛被眼分泌物黏着，孩子不容易睁开眼。

（2）鼻涕。鼻腔流黄色黏稠鼻涕，说明孩子有肺热存在。

（3）咽痛。咽部干痛，扁桃体红肿。

（4）口唇发红。孩子唇色像涂了口红一样，红艳艳的。

（5）舌尖红。舌尖颜色明显比舌体要红，甚至有许多鲜艳的红点。有的儿童还可有舌尖或舌体的溃疡，或"地图舌"，即舌苔出现一块块的剥脱，像地图一样不规则（热极伤阴所致）。

（6）口气重。就是口臭，靠近孩子的面部，就能明显闻到。

（7）大便干硬，大便臭。大便干硬难下，有的孩子大便时，挣得小脸通红、眼中带泪；有的孩子两天1次大便或数日1次；有的大便干结如羊屎，呈圆球状。这些孩子的大便都特别臭。

上述7种情况，只要出现两种或两种以上，就提示儿童体内的火热已经形成。如不及时清热泻火，手足口病发病的概率则非常高。

清除体内热毒（火毒）的方法大致有5点。

（1）注意饮食，多饮水。水可以制火，多饮水，多小便，促进火热之邪的排出。饮食要清淡、适量，易消化。不然容易造成食积，食积易化火，加重体内的热邪。严禁食用助火的食物或者药物，如羊肉、狗肉、海胆、榴梿、膨化食品、烧烤、辛辣、人参、海参等，食用这些食物，如同火上浇油，使内火越燃越旺。

（2）选用一些中成药：清热解毒口服液、小儿清肺化痰口服液、小儿清热止咳口服液、王氏保赤丸、小儿七珍丹，还可以选用防风通圣丸或黄连上清丸。

（3）可服用一些凉茶。因为凉茶中多含有金银花、苦丁茶等清热解毒的中药。

（4）可服用具有清热解毒、通便作用的增液汤小验方：麦冬、生地、玄参各10～40克，罗汉果1个，加冰糖2小块，煎水500毫升，代茶饮，每天1服。该药既能清热，又能通便，口感又好，味甜不苦，十分适合儿童预防手足口病服用。凡是热毒内蕴、大便干结难下的儿童都可饮用，用到大便通畅、微微腹泻即可。

（5）可服用一些消食、导滞的药物，去除食积。

三、发病防恶变

患儿发病后，要及时清热解毒，有发热症状者，要迅速退热。中医治疗手足口病发热，最重要的是要及时贯彻表里双解的原则，既要清热解毒，又要宣肺发表，常用麻杏石甘汤、银翘散、清瘟败毒饮加减治疗。大便不通者，要通腑泄热；食积腹胀者，要消食导滞；同时要重用生石膏。只要做到以上几点，发热很快就能解除。只要能够迅速把热退下来，就不会损害患儿神经、呼吸、心脏的功能，大大降低患儿死亡率，甚至做到零死亡。

目前，防治手足口病，中医参与较少，这对于患者生命健康是不利的。部分西医也会用中药，但有许多缺陷，只清热解毒，不宣肺发表，或者病重药轻，大大降低了治疗效果。在防治过程中，有的西医给出了几个验方，但是什么人适合吃、什么人不适合吃却没有说清楚。如果不该吃的人吃了，不仅没有增强免疫力，反而降低了免疫力；若全民服用，则浪费了许多药物资源及钱财。建议儿童可以找当地的中医，做一下中医查体，根据儿童的体质特点，选择合适的预防方药，做到合理用药，这样才能提高预防手足口病的效率。

第十一章　扁桃体的问题

我们很多人都有这样的体验：找医生看感冒时，医生都要让你张开口，发出"啊——"的声音，光线较暗时，医生还需要手电筒，以便能看到患者咽部及扁桃体的情况。有的患儿常常张口不充分，或者发"啊——"声时，舌体不能自然伸平，这时不易看到咽部及扁桃体的情况，医生常用压舌板轻轻地、快速地按压舌体，以观察到患儿的咽部。

"横看成岭侧成峰，远近高低各不同"，同是一个扁桃体，中西认识各不同。不同的认识方式，就会采用不同的处理方法。

扁桃体是"健康卫士"

扁桃体是全身淋巴系统的一部分，能有效地防御外来细菌的侵袭，发挥屏障作用。它还参与人体免疫系统的全面活动，预防细菌感染并增强身体抵抗力。扁桃体产生的免疫球蛋白可抑制细菌对呼吸道黏膜的黏附、生长和扩散，对病毒有中和与抑制扩散的作用，并可增强吞噬细胞功能。因此，对于无病变的扁桃体应加以保护。

扁桃体的表面有10～20个隐窝，虽然平时这些隐窝里就藏有很多细菌，但扁桃体并不发炎，只有在疲劳、着凉，人体抵抗力下降时，隐窝中的细菌便大量繁殖，其中的病菌可使扁桃体红肿发炎、化脓。如果孩子经常吃含糖或高黏度的食物，又没有及时喝水，细菌就会大量繁殖附着在其扁桃体上，导致炎症。特别是在晚上临睡前，婴儿不应该含着妈妈的乳头入睡，以防细菌滋生。

扁桃体有时还会成为"菌巢"

当扁桃体失去了防御作用成了细菌向人体攻击的"基地"时，不仅自身发生急性炎症，还能引起全身性的病理反应，如继发风湿热、风湿性关节炎、风湿性心脏病、急性肾炎和不明原因的低热，或者引起扁桃体周围脓肿、急性中耳炎、副鼻窦炎等并发症。所以，对成为慢性病灶的扁桃体应及早治疗。

扁桃体切除要慎重

扁桃体的免疫功能在儿童5岁以前最为活跃，肥大的扁桃体含原始淋巴滤泡，抗感染力尤强，所以儿童的扁桃体炎最好是选用药物治疗，不要因每年那么少数几次的发炎便贸然摘除。如确应摘除，最好延迟到6岁以后。

以往两侧扁桃体一般同时摘除。近年来，研究证明，若两侧扁桃体反复发炎，手术时可一并摘除，而如果一侧扁桃体反复发炎，另一侧无反复发炎病史，则仅限于摘除一侧病灶扁桃体而保留健康扁桃体。

很多患儿感冒发热时，扁桃体会出现肿大、充血，扁桃体表面有一些脓性分泌物，同时伴随咽部疼痛，正因为这样，许多家长都把化脓性扁桃体炎误认为是感冒发热的"罪魁祸首"。这绝对是没有认清因果关系，本末倒置。有的患儿虽然切除了扁桃体，为什么还是反复感冒发热？这样的例子比比皆是。虽然患儿做了扁桃体切除手术，但没解决根本问题。

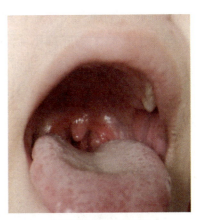

扁桃体肿大，咽部充血

扁桃体肿大的症状

局部症状：扁桃体肿大，化脓，咽部充血，咽部疼痛，有时影响吞咽。肿大较重时，影响呼吸，会出现睡眠中打鼾或者呼吸暂停的情况。

全身症状：发热，急性期可能发高热，慢性期发低热的情况。

当然，也存在着扁桃体肿大但体温正常的状况。

从整体上把握扁桃体肿大、扁桃体化脓

人体时刻都在与自然界进行气体交换，所以，认识扁桃体肥大、扁桃体炎症，不能把眼光只盯着扁桃体，而应该把扁桃体放在整个呼吸系统中去考虑。扁桃体是呼吸系统的有机组成部分，扁桃体疾病与呼吸系统的状态有着密切的联系。

肺热是导致扁桃体肿大的根本原因

如果人体处在火热内盛状态，肺热会依次熏蒸呼吸道邻近的器官。熏蒸气管会出现支气管、气管的炎症，引起咳嗽、咳痰；熏蒸喉部可能会出现急性喉炎，这是最危险的疾病，常使患者窒息死亡；熏蒸咽部，患者会出现咽痛、咽部充血红肿；熏蒸扁桃体，就会出现扁桃体的肿大、充血，甚至出现化脓。因此扁桃体肿大是由于肺热熏蒸所致，是肺热的众多临床表现之一，也就是说，导致扁桃体肿大的最根本原因就是肺热。由此可见，扁桃体不仅不是导致发热的罪魁祸首，而且也是受害者、受牵连者，真正的元凶是肺热。不清除"始作俑者"，不清除肺热，切除扁桃体能有什么作用呢？中医讲"治病必求于本"，所以手术切除不是治疗扁桃体肿大的最佳方法，清除肺热才是治本之法。

保持大便通畅，消除扁桃体肿大

慢性扁桃体肿大的患儿常常伴发便秘。在慢性扁桃体肿大患儿中便秘发生率大约为90%。便秘常表现为大便干结难下，或者2~3天1次大便。大便干结本身就说明患者体内热邪较重，耗伤大肠的津液，所以才会出现大便干结难下。另外，大便干结难下，或者数日一次大便，又会导致体内热邪没有出路，不能及时地排到体外，使体内热邪越积越严重。

中医认为，肺与大肠相表里。肺移热于大肠，大肠通过排泄大便以泻火，这样肺热才有可能排到体外，人体才能平安无病。大肠便秘，热邪不能排出，肺热就会加重，就会熏蒸扁桃体，所以扁桃体肿大就难以消除。因此，保持患儿大便的通畅，每日1~2次，是消除扁桃体肿大的重要方法。

治疗扁桃体肿大与预防感冒息息相关

扁桃体肿大是体内热邪熏蒸于咽部的表现，也是体内热邪的标志。只要出现了扁桃体肿大，这种患儿如果患感冒一定是属于内火型感冒，这种患儿如果患咳嗽一定属于肺热性咳嗽。治疗扁桃体肿大就必须清除体内的热邪，清除了热邪，也就不容易感冒。

"冰冻三日，非一日之寒。"慢性扁桃体肿大的形成也是一个长期的过程。慢性扁桃体肿大的患者要想消除扁桃体肿大，也不可能一蹴而就，这也是一个漫长的过程。多数慢性扁桃体肿大患儿常常是反复感冒，扁桃体反复受到激惹，如同旧的烫伤还未痊愈，新的炙烤又来了。如此反复，扁桃体就处在一种慢性肿大状态。这类患儿应该间隔2~3周就服用7天中药，清泻一下肺热，既能防治感冒，又能逐渐地消除扁桃体肥大。用药时可以着重选一些具有清热解毒、软坚散结作用的中药，譬如玄参、夏枯草、生牡蛎、三棱、莪术、浙贝等，以促进扁桃体的消肿。

有一个患儿，4岁，反复感冒，扁桃体三度肿大（每个扁桃体都像小鸽子蛋大小，并向中央凸出），几乎黏滞在一起，大便经常性地干结，严重时形状像羊屎，呈球状疙瘩，典型的火邪内盛。我对他的治疗主要是清热解毒，软坚散结。孩子每个月服药1～2周，断断续续服药半年，一直未感冒，扁桃体也逐渐缩小了。

扁桃体肿大患儿生活中需要注意的事项

1. 饮食需要清淡、适量，以免出现食积化火，肺热熏蒸。

2. 大便要通畅。每日一次，注意治疗大便干结难下。

3. 多喝温开水。水可以祛火。

4. 尽量少食用甜食，尽量少食用使人上火的食物。

远离容易上火的食物

哪些食物容易上火呢？

咖喱

前几天儿子感冒发热，是因为到牛排店吃了一盘黑椒牛肉炒饭，还加了1/4个比萨，虽然他回家后吃了一些消食片，还是出现了发热症状。再过两天他就去上海旅游，如果不退热，就不能去了。他喝了2服中药，热退了，还是有点咳嗽，但是大便每日2～3次。我感觉没问题，不会再发热了。他果然安全地游完了上海。为什么呢？上海天气太热，他天天汗流浃背，必须不停地喝水。边喝水，边流汗，体内又无食积，一般不会发热的！他平安回到济南，又吃了一顿咖喱牛肉炒饭，吃得并不多，但突然出现咽部不适、声音沙哑。我也纳闷，他怎么又上火了？后来我查阅资料才知道咖喱的成分，才知道咖喱很容易使人上火！第一次吃咖喱饭，是在1996年，我读博士一年级。外语课是日本的吉良颂三先生给我们上。先生请我们几个吃饭，自己在寓所里亲自下厨给我们做咖喱饭。我当时感觉味道很清香，很特别，蛮不错的！原先还以为咖喱是一种植物香料，后来我查了资料，才知道咖喱其实不是一种香料的名称，在咖喱的发源地印度并没有咖喱粉或咖喱块的说法。咖喱对印度人来说，就是"把许多香料混合在一起煮"的意思，有可能是由数种甚至数十种香料所组成。组成咖喱的香料包括红辣椒、干姜、丁香、肉桂、茴香、小茴香、肉豆蔻、芫荽子、芥末、鼠尾草、黑胡椒以及咖喱的主色——姜黄粉等等。由这些香料所混合而成的调料统称为"咖喱粉"，也因此，每个家庭依其口味和喜好所调出来的咖喱都不一样。咖喱粉的主要成分大都是辛温、辛热、辛辣之品，因此，吃以咖喱粉为调味品做的各种饭菜，都容易诱发上火！

巧克力

有一次门诊，我的一个"老病号"，基本上是每隔一个月就来看一次门诊的小朋友来了，发热、咽痛、咳嗽，一看他就是内火上攻了！我问他的妈妈："怎么引起的？又去饭店吃好东西吃多了？"孩子妈妈告诉我，两个孩子（哥弟俩）单独在家玩了一上午，哥哥发现了藏在冰箱里的巧克力，两个人偷吃了许多巧克力，结果就发热了！巧克力是许多儿童的至爱美味，但是很容易上火！

最早出现的巧克力，起源于墨西哥地区古代印第安人的一种含可可的食物，味道苦而辣。1526年，西班牙探险家科尔特斯带回西班牙，作为贵重礼品献给当时的国王。这使欧洲人视其为迷药，掀起一股"巧克力热"。后来，西班牙人为了让巧克力"甜"起来，将可可粉及香料拌和在蔗汁中，成了香甜饮料。到了1876年，一位名叫彼得的瑞士人别出心裁，在上述饮料中再掺入一些牛奶，这才完成了现代巧克力制作的全过程。不久之后，有人想到，将液体巧克力进行脱水，浓缩成一块块便于携带和保存的巧克力块。

爆米花

爆米花干燥，燥邪容易伤津，使人上火！很多孩子喜欢吃爆米花，吃爆米花时要及时补充水分，这样就能避免上火。

肉类

常见的最容易引起上火的有羊肉、牛肉、鹿肉、狗肉、鸡肉，这些肉热性较大，容易使人上火。鸭肉一般属于凉性。

热性水果

吃水果也要引起注意，大部分水果性凉，部分水果属于热性水果，比如荔枝、橘子、菠萝、桂圆、榴梿等。

另外，煎炸、烧烤、辛辣的食品都容易引起上火。

第十二章 皮肤的烦恼

婴幼儿或者儿童的皮肤娇嫩，很容易受到伤害，出现皮疹、皮肤瘙痒，甚至皮肤溃烂、流水，临床上最多见的要数湿疹。

湿疹在婴幼儿中的发病率很高，而且不容易治愈，常常反复发作，很多家长为此而焦急万分。

火邪熏蒸，殃及皮肤，湿疹多发

为什么湿疹的发病率这么高呢？我认为，主要与孩子的体内蓄积了热邪与湿邪有关系。这里所说的湿邪与热邪属于中医的内生五邪的范畴。这些湿邪与热邪不是感受了自然界的湿与热，而是由于先天体质与后天的饮食所造成的。之所以这样说，还是来自我对一个感冒病例的治疗体会。一个4岁男孩，因反复咳嗽、哮喘来就诊。孩子面色红润，口唇干红。比同龄人饭量大。流黄黏稠鼻涕。咽部充血；舌质边尖红，苔白厚。皮肤瘙痒，颈部、背部有湿疹，个别地方有抓挠出血的痕迹；大便偏干。这是肺热咳喘的典型症状。我给他用了苏子降气汤、银翘散、麻杏石甘汤进行化裁。他用药7天，未来复诊。等到男孩再来看病时，已经是两个月以后。我看他有点面熟，就问孩子的妈妈："我以前给他看过？"孩子妈妈说："两个月前看过，服药7天咳喘就好了，另外，孩子的湿疹、皮肤瘙痒也消失了！"我又看了病例记录，这个方子里没有什么专门治皮肤病的中药，全是清热泻火、宣肺、平喘止咳的药。火邪内蕴，熏蒸于肌肤，就会出现皮肤瘙痒。火就能导致皮肤瘙痒，这可不是我发现的，早在两千多年前的《黄帝内经·至真要大论》中就已经记载了"诸痛疮痒，皆属于火"，各种疼痛、疮、痒，多数由于体内火热之邪蓄积所致。这些见解都是至理名言，是临床辨证施治的基本原则。清热泻火就能治疗皮肤瘙痒。

前些日子，有一个患儿患了非常严重的湿疹，患儿母亲先到我的门诊咨询，问我能否治皮肤湿疹。因为这属于皮肤科的范畴，许多患儿都去皮肤科治疗，我接触的这类患儿不是很多，但是在我的记忆中基本上每治一个都有很好的疗效。《黄帝内经·至真要大论》云："谨察阴阳所在而调之，以平为期。"所以我告诉患儿母亲，来看一下，应该没有问题。

初诊时我了解到，患儿出生不久就发生皮肤湿疹，发病已11年，而且越来越重。其间家长曾经带她去过许多大医院皮肤科，都诊断为湿疹。外用内服的中药、西药都用过，效果不明显。患儿时感瘙痒，经常挠抓，严重时流血水、流黄水。我检查发现：患儿左下肢小腿外侧有一处皮损，4厘米×4.5厘米，凸出于皮面大约1毫米，抓痕新鲜，露出肉红底色。其右侧臀部下外侧，有一处1.2厘米×1厘米的皮损。患儿体型偏瘦小，虽然面色不华，但是活泼好动。口唇干红，睡眠尚可，大便偏于干燥，脉平，舌质红、苔薄。整体来看，仍属于火热之邪外攻于皮肤所致。以清热泻火为主要治法。消风散加减：

内服方：

生薏米50克	生石膏60克	忍冬藤30克	连翘10克
当归12克	川芎6克	蝉蜕10克	白术30克
车前子15克（包）	荆芥10克	防风10克	生地30克
知母20克	玄参40克	麦冬30克	白芷15克
黄连10克	丹参20克	甘草9克	

水煎服，日1服。共7服。

外敷、熏洗方：

| 苦参40克 | 蛇床子30克 | 川椒20克 | 黄檗10克 |
| 地肤子30克 | 徐长卿30克 | 冰片0.5克 | |

水煎煮，取药液800ml，候温，用干净纱布浸药液，外敷、熏洗患处。日一服。嘱其饮食要清淡，禁食羊肉、牛肉等热性食品。保持大便通畅，如果患儿服药后出现轻微腹泻，大便每日2～3次亦属正常。

用药7天，孩子皮肤不再瘙痒，皮损处已经结痂，且痂已干燥。家长甚为高兴。孩子服药后无腹泻。内服方减去荆芥、防风，加牡丹皮10克、山栀12克。外敷药遵上方。依然用上方外洗。

三诊时孩子小块的皮损已消失，大块皮疹即将痊愈，仅剩新月样的皮损未愈合。效不更方，继用7天，孩子皮肤不再瘙痒，皮损痊愈。

生石膏薏米粥，寓药于食防治湿疹

上述患儿湿疹治愈后家长很高兴，问我："湿疹还会复发吗？"我说："孩子内火过重，服用这些寒凉之药，依然没有腹泻，如果不注意饮食，或者情绪急躁等，她体内的火邪复燃，还有可能再袭击皮肤，导致复发。"家长又问我："是不是与孩子小时候包裹得太严实有关？"原来孩子小时候，奶奶怕她凉着，给她包得很厚。我想这应该是有关系的，但是考虑到人家的婆媳关系，我不能这样说啊，只好"顾左右而言他"了。告之内火不仅与孩子的先天禀赋有关，还与后天的饮食、环境有关，一定要注意饮食清淡，多喝温水。然后我开出了一个食疗方：

生石膏薏米粥

生石膏100克　　生薏米60克　　大米适量

生石膏加水600毫升，先煎，开锅后以文火煮30分钟，关火，沉淀30分钟，取上清液。然后把淘好的大米、薏米加入上清液中，根据具体情况及个人需要，调节水量。

该粥具有清热解毒、健脾化湿的作用，对于火热蓄积于体内的湿疹具有一定的预防与治疗作用。可以加冰糖或者雪梨，味道很容易被孩子接受。

 小贴士

> **薏米**
>
> 既是常用的中药又是常吃的食物。性味甘淡微寒，有利水消肿、健脾去湿、舒筋除痹、清热解毒、排脓等功效，为常用的利水渗湿药。尤其对人的皮肤具有很好的保健作用，可治疗多种皮肤疾患。常食可以保持人体皮肤光泽细腻，消除粉刺、雀斑、老年斑、妊娠斑、蝴蝶斑，对脱屑、痤疮、皲裂、皮肤粗糙、湿疹、疣等都有良好疗效。薏米本身所具有的润泽肌肤、美白、补湿行气、活血调经、止痛等功效卓著，应用于皮肤上又具有自然美白效果，能提高肌肤新陈代谢与保湿的功能，可以有效阻止肌肤干燥又可使身体轻捷，还可减少患癌的概率。

新生儿驱"胎毒"，可防治湿疹

为什么孩子湿疹发病率这么高呢？主要与现在的生活习惯有很大关系。现在很多家庭都只生一个孩子，因此对孕期保健特别重视。很多人都在为怀孕做准备，孕前体检、找中医调理身体的人越来越多，这也是时代发展进步的标志。怀孕后，为了肚子里的孩子，孕妇们大量摄取营养物质。其实，孕育是人体正常的生理本能，只要母体健康，正常地摄取食物完全可以满足孩子的需要，没有必要刻意地去补。而现实的情况是，很多孕妇由于"恶补"导致体重严重超出正常，甚至补出了"妊娠期糖尿病"，补得胎儿成为"巨大儿"，导致难产。实在需要改变我们的孕育观念了！

很多孕妇由于摄取热量太多，很多孩子在母体内都已经营养过剩了。加之孕妇运动不足，蓄积成内热。母体的内热体质可以传给孩子，很多孩子一出生，皮肤就鲜红，红得过度，哭声洪亮，这类孩子一般都属于内火体质。刚出生的孩子如果体内蓄积火热之邪，那么这种火热之邪就被称为"胎毒"。以前处理"胎毒"，都用"打口药"，现在这些传统疗法都已慢慢流失，慢慢被人遗忘。

关于打口药的相关问题，参见本书第四章提高免疫力中的《打口药——古人这样提高儿童免疫力》。

产妇坐月子盲目大补，也会导致孩子湿疹

孩子出生后，母乳的质量关乎孩子的健康。现代社会物质生活太丰富了，我们由当年的缺衣少食变成了衣食富足，但是由于我们盲目地追求高营养，致使营养过剩。现在的很多疾病都是营养过剩导致的。有一位母亲带着刚满4个月的儿子来看病，患儿的主要症状是大便干燥，五六日一次。越不大便，患儿越不愿吃饭。患儿口中有一股酸臭味，舌苔厚，舌质红，一看就是典型的火热之邪不得外泄、食积于体内。患儿的内火这么大，是怎么造成的呢？问及喂养情况得知，现在孩子主要是母乳喂养，添加一些辅食。我告诉患儿母亲，孩子内火这么大，可能与母乳有关，母亲属于火热体质，或者母亲食用辛辣厚味，都会使母乳性热，传给孩子，导致孩子内火。患儿的母亲喜欢吃辣椒，前些日子又吃了些羊肉，所以才使患儿内火加重、便秘严重。患儿的母亲产后还未恢复体型，胖得有些臃肿，说自己产后主要是因为喝的"全汤"（济南称之为"全汤"，有的地方称为"月子汤"）太多，补得太过，乳汁分泌太多，超过了孩子的食量，因此导致乳腺堵塞，患上乳腺炎。吃这么多的营养，远远超出了母子的需要，积在乳房导致乳腺炎，积在孩子胃肠形成食积、形成内火，引发了湿疹、发热、咳嗽等疾病。

很多产妇坐月子期间还固守着产后大补的老观念。在济南，妇女产后有喝"全汤"的习惯，就是用猪蹄、海参、大虾等各种高蛋白、高热量的

东西煮成汤，具有补虚健体、补气养血、促进下奶的作用。

产后到底需不需要大补？这需要根据产妇的具体情况结合产妇的体质情况来定，盲目大补不仅无益，反而有害。需不需要补，怎样补？这些都需要咨询一下中医医师。

大便通畅，皮肤无恙

皮肤与大便怎么能扯上关系呢？中医理论中有两句话揭示皮肤与大便的关联。一句是"肺主皮毛"，一句是"肺与大肠相表里"。千万不要忽略了这种关系，因为在皮肤疾病的治疗、预防过程中，这些理论非常重要。很多湿疹的患者伴有大便干结难下或者便秘、四五日不大便，更可怕的是许多患者不知道这其中的关系，不知道如何预防、治疗。肺部的热邪熏蒸于皮肤是很多皮肤瘙痒的重要原因，肺部热邪的产生除了与体质、饮食等因素有关外，还与大便有关。肺与大肠相表里，肺中的热邪可以通过大肠这个通道、大便这个载体泄到体外。大便干结难下、四五日不大便，肺热如何排到体外？排不出去，只有越聚越严重，熏蒸于皮肤，出现各种瘙痒、斑疹、丘疹等皮肤的不适。皮肤要舒适，肠中无宿便。

曾经有一位青年女性，山东大学的研究生，面部湿疹严重，从局部逐渐蔓延至整个面部，瘙痒，局部因抓挠溃烂，有的已经结痂。患者不仅身体痛苦，心理压力很大，相当于毁容之后无脸见人，连男朋友也不敢谈。她的求医之路非常曲折，但是疗效一直不能满意。我仔细询问了她的病史、生活习惯、月经情况、症状加重的诱因，察舌按脉，四诊合参，认为此病仍属于肺热熏蒸所致。最关键的一点是患者多年来便秘，大便每周一次，但患者竟然始终不知是病。我告诉患者，便秘是你面部湿疹的病根，不解决便秘的问题，湿疹也是不可能解决的。

我给她开出一方：

| 生石膏60克 | 知母30克 | 忍冬藤30克 | 连翘10克 |
| 当归12克 | 川芎6克 | 蝉蜕10克 | 荆芥10克 |

防风10克	芙蓉叶20克	桑叶20克	玄参40克
生地黄30克	麦冬30克	白芷15克	黄芩30克
黄连10克	丹参30克	大黄15克	厚朴12克
槟榔20克	甘草9克		

生姜、大枣为引，水煎服，日一服。7服。

第一服药大黄全部放入，药后如果腹泻，大便每日超过3次，以后大黄就放2/3，如果大便每日2～3次，仍然全部放入。

复诊时患者感到药后舒适，大便每日一次，不干燥，瘙痒明显好转。效不更方，继续服用。后来经过一个多月的治疗，她面部的湿疹已经全部愈合，面容姣好，自信心倍增。我告诉她，一定要保持大便通畅，不然还有可能复发。

治疗湿疹小验方

雄黄散

| 雄黄3克 | 苦矾9克 | 生石膏9克 | 大黄6克 |
| 苦参12克 | 冰片1克 | | |

共同研为细末，储存瓶中以备外用。

如果湿疹处湿润，将药粉适量撒于患处即可。如果湿疹处皮肤干燥，可用香油调糊，敷于患处。

蛋黄油

鸡蛋1个

将鸡蛋煮熟，去白，取蛋黄放勺内炒焦至发黑，即可有油渗出，将油收入瓶中备外用。主要适合干性湿疹。

青黄散

| 青黛9克 | 黄柏12克 | 滑石20克 | 冰片0.5克 |

均磨成细末，外用，敷于湿疹处。

患者皮肤瘙痒，出现斑丘疹、麻疹伴有发热时，参考发热的处理方法治疗。体温恢复正常后，皮肤的症状也能随之恢复正常。

第十三章 小儿多汗未必就是"虚汗"

很多家长会为孩子多汗而担心，怀疑多汗是身体不健康的一种表现。小儿多汗是不是不健康呢？多汗表现为多种状况，要根据不同的情况，结合其他伴发症状，综合分析，才能做出判断。

孩子多汗虚证少

很多家长带孩子就诊时，常常问我这样的问题：

A家长："我的孩子一入睡就出汗，内衣、枕头都能浸湿，有中医说'孩子阴虚'。我孩子阴虚吗？怎么补？"

B家长："我的孩子白天一活动就出汗，而且出汗较别的孩子多，医生说孩子气虚，需要补气。我孩子是气虚吗？应该怎么补？"

C家长："我的孩子夜间出汗较多，医生说是孩子缺钙所致。孩子补了一段时间的钙，效果不明显，我该怎么办？"

以上问题是临床最常见的，答案也是明确的。

历代医家都认为"清醒状态下的出汗为自汗，睡眠状态下的出汗为盗汗。自汗多为阳气亏虚，盗汗多为阴虚"，因此对所有的汗证不结合孩子的体质、不考虑伴发的症状，不假思索，要么辨为阴虚，要么辨为阳虚、气虚。总的来说，认为出汗多就是虚证，自汗就是阳虚、气虚，盗汗就是阴虚这种辨证套路是很机械的，常常不符合患者的实际情况。

这个问题要是问西医，很多西医就会说："孩子缺钙，补补钙就好了！"要是看现在报纸、电视或媒体广告，中国人还真是，什么都"缺"，缺锌、缺钙、缺铁、缺碘、缺硒……各种补益的保健品琳琅满目，令人眼花缭乱、无所适从。要我说，只要孩子吃饭正常，吸收正常，其生长发育所需的各种元素都能从饮食中获得，没有必要服用各种补益的保健品。跟着广告走，盲目乱进补，经济损失不说，有时还会给健康带来危害！

中医是很灵活的，与西医相比，属于完全不同的理论体系。西医诊断疾病：**症状+实验室检查+影像学检查**，用药也是标准化的，什么病用什么药也都是很明确的。中医这样做不行，为什么不行？因为按这种思路做就不会有好的临床疗效。自汗按中医理论来说就是阳虚、气虚，可根据中医教科书推荐的方剂，使用玉屏风散，但也要依据患者症状，不能机械使用。

 小贴士

玉屏风散

玉屏风散由白术、防风、生黄芪三味药组成，具有益气、固表、止汗的作用。对于气血亏虚、肌表不固的自汗、反复地伤风感冒有很好的治疗作用。

屏风的主要功用就是遮风，防止风邪对人体的伤害，玉屏风就更贵重了，屏蔽风邪的侵袭作用更好！

身体健康也出汗，出汗也能保康健

《黄帝内经·素问·阴阳别论》说："阳加于阴谓之汗。"实质上就是说：阴被阳蒸，则化为汗。在阴平阳秘的情况下，人是不会大汗淋漓的，但是水分依然是不显痕迹地透过皮肤蒸发出来。天气变热，穿衣过多，人体就要出汗；吃饭尤其是喝热粥、热汤、热水，或吃辛辣之物，都会大量出汗。这些都属于正常出汗。这并非人体虚弱所致，而只是阳气过于旺盛，蒸津汗出。

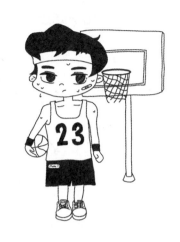

现代人都注重保健，流行"请人去吃饭，不如请人出出汗"，请人去运动场所锻炼一下，出出汗，对身体健康很有益。剧烈运动后大汗淋漓，也属于正常出汗。汗不是由"水"与"干"组成的吗？干体力活时流下的水就是汗！但是如果在静息状态，未摄入辛辣、热物，或睡眠状态下仍然出现大汗淋漓，那就不正常了！

火邪内盛夜盗汗

一个4岁小患儿，因为多汗曾找当地的中医治疗。我看以前医生给他开的方子就是玉屏风散加减，孩子服药7天，也没什么效果，孩子也没再治疗。这次孩子感冒、咳嗽、咽痛，白天、夜间出汗都多，大便干结难下，这不是典型的火热内生、外感寒邪吗？我就用麻杏石甘汤加减，解表散寒，清除内火。孩子服了5服，不仅咳嗽、咽痛治愈了，家长还说孩子基本不盗汗、自汗了，很是高兴！我也有了意外收获：麻黄不是发汗解表的药吗？全方中没有一味止汗的药物，为什么这个方子能止汗呢？主要在于重用了生石膏，清除了内热。内热一清除，汗出自止。

即使是病态的出汗，也不一定全属于虚证。把所有病态的出汗都归为气虚、阳虚、阴虚，绝对是教条主义、本本主义，更是一种偏见。《伤寒论·阳明病》中的"白虎汤证"主要症状就是"四大"：大热、大汗、大渴、脉洪大，其本质揭示了体内的大热之邪可以导致大汗淋漓。张仲景曾道："阳明病下之，其外有热，手足温，不结胸，心中懊恼，饥不能食，但头汗出者，栀子豉汤主之。"栀子清内热，淡豆豉解表散热，热邪一除，出汗立止！

止汗名方——当归六黄汤

有位医生，非常聪明，此人乃金元四大家之一的李东垣。他创立了一个名方，学中医的人大多都很熟悉，就是当归六黄汤，出自《兰室秘藏》一书。我为什么说这个组方人非常聪明呢？他聪明之处就在于把病态出汗的病机综合在一起，有针对性地组织了这个方子。看这个方子的组成——益气固表的一组：黄芪、当归；滋阴的一组：当归、熟地黄、生地黄；清热的一组：黄连、黄芩、黄柏。把滋阴清热、益气固表完美地结合在了一起，一般的汗证使用这个方子都能迎刃而解！

有的患者或许会问："这个方子这么好，你怎么不用呢？"治疗成人出汗，我也常用此方，治疗儿童多汗，一般不用。因为这个方子用了三黄（黄连、黄芩、黄柏），人们通常都知道黄连苦，俗语讲"命比黄连还苦"，其实，黄柏比黄连还苦。我学医实习的时候，有一次帮住院病人去药房取药，我拿了半圈黄柏，放到嘴里嚼了一下，开始还不怎么苦，越嚼越苦，最后又苦又涩，比黄连苦多了。我吐出来，漱了口，仍然是苦味绕舌，袅袅不绝！如果拿当归六黄汤给患儿用，应该有99.9%的患儿会因此拒绝服用中药，甚至因此再也不愿意喝中药！给患儿开中药，一定要考虑患儿对苦味的承受能力。

记得儿子7岁的时候，可能是刚上学不太适应学校生活，体内积起了火。突然白睛红赤，羞明畏光，流泪。我带儿子去眼科挂了一个专家号，医生除开了一些滴眼液外，还开了几服中药，方子的组成有龙胆草、黄芩、柴胡、车前子、山栀等。我一看就知是以龙胆泻肝汤化裁的，当时就考虑到龙胆草味道多么苦啊，儿子能受得了这个苦吗？我没敢多买药，仅买了2服，如果儿子能喝进去，再买2服也不迟。果然不出我所料，虽然药里还加了一些冰糖，但儿子只喝了一口药，就吐了。没办法，我只好换个方子，多用一些甘寒、咸寒的药物，少用或者不用苦寒的药物，这样做既能减少苦味、孩子易接受，还可以清热泻火。

因此，我根据临床实践将当归六黄汤进行了变通。黄连清心火，黄芩清肝火、清肺热，黄柏清下焦之火。儿童一般没有七情六欲，只知道吃与玩，所以很少心肝火旺。即使有时候偶尔对一件玩具或其他食品感兴趣、有欲望，要么很快得到满足，要么通过转移注意力的方式就能化解，很少能引起心火、肝火。很多时候，儿童体内蓄积的内火多数由于食积所致，一般胃火较重。胃火熏蒸于肺，出现肺胃热盛，因此，只需要清除胃热、肺热。用生石膏、知母、麦冬、玄参代替"四黄"即可，我将其命名为"黑白三黄汤"。

生石膏20～50克	玄参20～40克	知母9～15克
麦冬10～30克	黄芪9～15克	生地黄10～30克
麻黄3～6克	霜桑叶6～10克	山萸肉6～10克
罗汉果1个		

上方主要以清热为主。为何加入霜桑叶？我以前看医书或者报纸，经常看到治疗盗汗、自汗的小验方，"霜桑叶一两，煎水代茶饮"，一直就琢磨霜桑叶为何能止汗？后来与临床治疗汗证的病例结合起来，才领悟到主要是用霜桑叶来清肺热。肺热清除，汗证自止。"霜桑叶"顾名思义，是指霜打过的桑叶，在霜降之后才能采到。霜桑叶禀晚秋肃杀、寒凉之气，所以，霜桑叶性寒，能清肺热。因其外表呈褐色、外形呈扇子状，别名"铁扇子"。

山萸肉味酸，性收敛，主要用来酸敛止汗，同时还能起到调味的作用。适用于自汗、盗汗，伴有大便干、舌质红等症状。味道酸甜，适合儿童服用。如果伴有腹胀食积，可以加用焦三仙。

第十四章　偶尔鼻出血
也不一定是坏事

　　夜半时分，我正在睡梦中。突然，儿子大叫一声："爸爸，我流鼻血了！"我迅速起床，到了儿子的房间，帮他用纸巾堵着鼻孔，以免血流到衣被、地板上。我赶快带他到洗漱间，让他用冷水洗面。用纸巾揉成一个小纸团，塞进鼻孔中，暂时止血。因为流血量较大，血顺着纸团的缝隙渗了出来，我抓紧时间给他换一个纸团，血又滴滴答答地流了出来，鲜红鲜红的！我赶快从药箱中找到无菌棉球，用棉球蘸上云南白药的药粉，塞进儿子鼻孔，血很快就止住了。其实，儿子流鼻血不是偶然的，最近几天，孩子口唇干红，大便不好，不仅干硬，而且保证不了每天一次。我嘱咐儿子在学校多喝水，他却常常忘记喝，不上火才怪呢！最近几天我给他预防性地用了几包栀子金花丸，清热泻火、通便，效果不明显，我本来计划给他熬几服中药去火，还没来得及实施，儿子就流鼻血了！

　　张仲景在《伤寒论》中就提到"衄乃愈"：

　　"第四十六条：太阳病，脉浮紧，无汗，发热，身疼痛，八九日不解，表证仍在，此当发其汗。服药已微除，其人发烦，目瞑，剧者必衄，衄乃解。所以然者，阳气重故也。麻黄汤主之。"

　　上文所述患者发热、无汗、身疼痛，八九天不解大便，医生应用麻黄汤为其发汗解表。服药后，症状有所缓解，患者出现烦躁、目瞑等症状，这些症状都是体内的热邪加重所致，继续加重容易造成热邪迫血妄行，出

小贴士

> 　　用棉球蘸些云南白药，塞进出血的鼻孔，能很好地治鼻衄（即鼻出血）。云南白药的主要成分是三七，是活血、止血的良药。
> 　　流鼻血是儿童常见的症状。偶尔流一次鼻血，不仅无害，反而有利于健康，因为出鼻血可以看作是热邪外泄的一个途径。

现鼻衄或者其他部位的出血，出血后热邪随血排到体外，所以发热就解除了！之所以出现这种情况，是因为火气太重的原因，也就是内火太大。张仲景所说的"阳气重故也"就是指火气重。其实，处理这类患者，张仲景也有小小的失误，应该用麻黄汤加生石膏处理更为妥当。

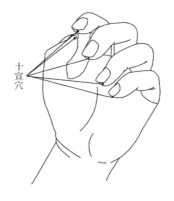

　　从这里还可以知道：衄（泛指出血）也是火热之邪外泄的一种出路。后人发明了放血疗法，大概也是受其启发吧！放血疗法就是用三棱针、粗毫针或小尖刀刺破穴位或者浅表脉络，放出少量血液，以外泄内蕴之热毒，达到治疗疾病的效果。

　　治疗高热，在药物治疗效果不好或者缺少药物的情况下，可以用三棱针点刺十宣穴放血，或者挑刺耳后静脉放血，可以有效地退热、降温。

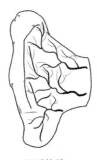

耳后静脉

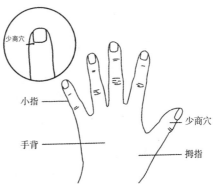

治疗咽喉肿痛，可以用三棱针点刺少商穴放血。

以上举的例子是简单易行而且行之有效的去内热的方法。这些都说明，有时候鼻衄不一定都是坏事。

当然，有些鼻衄是一些严重疾病的表现，马虎不得。如果儿童出现反复鼻衄，要考虑患血液病的可能，尤其是鼻衄伴有贫血，皮肤有瘀斑、瘀点的情况下，更应引起高度重视。

成人出现鼻衄，除了要考虑血液病外，有时可能是高血压病的首发症状。曾经有个30多岁的男性患者，因反复发作鼻衄来诊，查血常规正常，测血压180/120mmHg，服用降压药治疗，血压降低了，鼻衄也就不再发作了。其实，这类患者从中医来看，多是由于心肝火旺、火热之邪追血妄行所致，采用清心肝之火、降气之法治疗，不仅能降血压，也能清肝火、治鼻衄。

妇女出现鼻衄，一定要考虑"倒经"。由于月经期妇女脾气暴躁、心肝火旺而出现肝气上逆，血随气上涌于鼻，形成鼻衄。经血本来应该由阴道下行，结果却由鼻孔而出。中医早就认识到了这种现象，并名之曰"倒经"，现代医学名之曰"子宫内膜异位症"，倒经是子宫内膜异位症的一种表现。

儿童鼻衄的治疗较为简单，主要是清肺热泻火、凉血止血。常用麻杏石甘汤加金银花、连翘、丹皮、玄参、生地、紫草、白茅根、大小蓟等。重点是清热，热邪一去，血归于经，鼻衄自愈。当然，儿童体内之火邪，多由于食积化火所致，配伍一些消食导滞之品也有助于疾病的痊愈。

现在，犀角地黄汤很难配齐药物，一味犀角就很难找到，即使找到，价格高得惊人，平常人也用不起。那我们就不要用了，能代替犀角的药物很多，并不是离了犀牛角就止不住血了。其实，很多中药价格高得惊人，都是人为炒作，当然也有市场的因素。为了患者的健康，我们可以寻找价格低廉、疗效可靠的替代药物。当年SARS爆发，金银花价格一路上涨，那我们就不用金银花，用黄连、黄芩、蒲公英等代替，甚至用苦丁茶、苦菜等也一样能清热解毒，也一样能抗病毒、预防SARS。现在冬虫夏草价比黄金，我们难道就必须用冬虫夏草吗？我看虫草未必那么神奇，那些天天吃虫草的人该生病还是要生病！

清热泻火止血方：

生地10～20克	玄参20～40克	丹皮10～30克
生石膏30～60克	知母20～30克	川牛膝10～20克
金银花20～30克	黄芩炭①10～30克	大黄炭②9～15克
白茅根30～50克	大蓟、小蓟各20克	

生姜、大枣为引，水煎服，日一剂。

方中的小蓟、白茅根都是止血的良药。

小时候，我们在春天去田野里拔草，有时候不小心划破了手，鲜血直流，怎么办呢？很好办，也很简单，有一个连孩童都知道的办法，田野里随处可见的"刺儿菜"（我的老家鲁西南一带称之为"荠荠菜"），拔下一棵，把叶揉成一团，挤出汁，滴到伤口上，然后用柔软的叶外敷伤口，很快就能止血。如果谁的鼻子出血了，就直接摘一片叶子，揉成一个小团，塞进鼻孔，就能止住鼻衄了。刺儿菜就是小蓟。

把小蓟的地上部分采摘下来晾干、切碎，就是中药房里出售的具有止血作用的小蓟，可以水煎服。

白茅根也是治鼻衄的一味良药。在我故乡的小河边，杂草丛生。一到秋天，草丛中就生出毛茸茸的花穗，雪白雪白的，像芦花一样，这就是茅草的花。次年春天，翻地准备耕种时，人们就会在河边挖出许多白茅根。口渴了，把白茅根在河水里洗净，嚼上几根，甜甜的，甚是解渴。在我的儿童时代，河水都是清澈见底的，

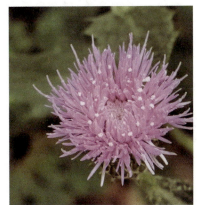

小蓟

---

①：黄芩炭制后称为"黄芩炭"，增强了药物的敛涩之性，而使黄芩止血作用提高。

②：大黄片炭制而成，泻下作用较缓而长于泻火解毒，清利湿热，凉血、止血。

可惜现在河边的白茅根也已被污染，不能吃了。

　　鲜白茅根一大把煮水喝，就能防治鼻衄。

　　儿童鼻衄多属于火热所致，因为气虚不能摄血而导致鼻衄的很少见。

很多感冒发热的患儿伴有鼻衄，那也大多属于肺热所致。

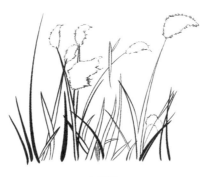

白茅根

第十五章 孩子特别能吃，怎么办

有的家长为孩子吃饭太少发愁，有的却为孩子吃饭太多而发愁。

有位患者的妈妈在QQ上咨询我，说孩子特别能吃，有什么办法让他变得不贪吃呢？

我儿子快8岁啦，现在身高148厘米，体重60公斤，偏胖。而且他胃口特别好，不挑食，什么都吃，他小时候偏好肉食，现在亦然。虽然现在控制肉食摄入，但还是不能控制他的体重。这是不是也属于不正常呢，要不要中药调理呢？能不能让他胃口不要那么好，少吃一点啊！

儿子从小就是那种很少拉肚子的孩子。记得刚添加辅食的时候，他患了挺严重的便秘，还用过开塞露。现在他每天放学回家后大便一次，比较正常。因为他现在的饮食结构改善：减少了肉类，增加了蔬菜和水果类，所以他很少便秘了。

苑大夫，也不知道我想的对不对，因为儿子对各种食物总是很感兴趣，总是想吃很多，比如米饭，吃一碗还想再吃，然后菜和肉类也是来者不拒，这是不是也是一种病态？而且他体重超标，尤其是这么小的孩子已经有小肚腩，真让我接受不了。因为孩子1~6岁期间，主要由爷爷奶奶带着，老人做饭口味比较重，肉类偏多，而且儿子也很喜欢，从小到大儿子的胃口都很好……尤其去年一个暑假，老人带着孩子，孩子吃多少也不控制，而且还做更多肉类给孩子吃，甚至买煎饼果子、油条等煎炸类的食物……所以一个假期孩子竟然长了10公斤。

自从他上学后，我照顾孩子，做的饭菜比较清淡，但是他每个周末还要回奶奶那儿，总是胡吃海喝，控制不好。所以他周一早晨起来经常有口臭，我就知道他又积食啦。然后就让他清淡饮食。真是没办法，所以我想知道，如果我用中药调理多食，是否正确啊？

儿子向爷爷奶奶告我的状，说我不让他吃饱，哎！真是烦，所以就想看看中医，儿子多食到底是为什么？

这种类型的孩子还真不少见。我偶尔去学校接孩子，在校门口等待时经常会发现这个类型的孩子，俗称"小胖墩"。大部分小胖墩胃口都特别好，吃得多，睡得香。当然，很多小胖墩也经常感冒！前一段时间，我曾经看过一篇文章，大体意思是说，城市里孩子小胖墩越来越多，出现了儿童高血压、儿童糖尿病。如果不控制，肥胖对孩子的内分泌系统、心血管系统都有较大的损伤。的确如此，小胖墩的心肺功能一般都偏低，稍微一跑动就气喘吁吁。有的小胖墩的生殖机能将来也有可能会受到影响！

多食易饥，需清胃热

我曾经治疗过一个腺样体肥大的小患者，九岁。那个孩子很有特点，特别胖，特别能吃，大便秘结，频繁感冒。咽部充血明显，扁桃体发炎、Ⅱ度肿大，腺样体肥大，睡眠时鼾声如雷、张口呼吸。后来我就采取清肺热、清胃热的方子给他治疗。经过一段时间的治疗（大约一个月的时间），他睡眠时张口呼吸、打鼾等症状基本消失，而且大便通畅，一个月都未再感冒。还有一个意外的收获，他的饭量明显减少，吃饭时能感觉到吃饱了（以前他吃饭时不知道"吃饱"是啥滋味，都是家人看他吃得挺多就不让他吃了）。这就证明他饭量下降了，胃口变小了。从这个病例我体会到清除胃热可以降低食欲。后来又来了一个患者，成年人，男性，肥胖，身高大约170厘米，体重130公斤，最重时140公斤。他自述从小就特别能吃，没有感觉吃饱过。我仔细诊查患者，感觉他属于气虚内热，按照补气清热的思路给他出了一张处方。他服用2周，打电话告诉我效果很好。他感觉有劲了，更重要的一点，他的饭量比原来明显减少，而且找到了吃饱的感觉！

中医文献典籍记载消渴一病，主要症状就是"三多一少"，多饮、多食、多尿，身体消瘦，体重减轻。多饮为主症者，属于上消；多食为主症者，属于中消；多尿为主症者，属于下消。中消的主要症状就是多食易饥，频频索食，中医认为多是由于胃热引起。清除胃热就可以解除多食易饥，常用白虎加人参汤治疗。我治疗的患者中，处方用药都包含了大剂量的生石膏、知母等药物，也充分印证了古人治疗该病的经验。

嗜食异物，需清胃热

还有一个比较少见的病，就是嗜食异物。有的孩子经常捡一些非食物类的东西吃，如煤渣、土块、橡皮等一些不洁净的东西。治疗这个病的原则也是清胃热。这样的病案在文献中记载了很多。这种嗜食异物也就是胃总是感觉饥饿，通过嗜食这些不洁的异物来解除饥饿感。

总的来讲，清除胃热就能降低食欲，减少饮食摄取量。

第十六章 谈谈脾胃虚弱的孩子的调养

我在门诊上经常遇到一些非常瘦小的孩子，与同龄人相比，个头也矮，体重也轻。看起来瘦骨嶙峋、弱不禁风。家长也抱怨说："这孩子什么都不喜欢吃，长得这么瘦小，还经常感冒发热，生起病来，没完没了。"是的，这类孩子养起来确实比一般孩子费心，但是家长尤其要注意这类孩子的调养，要掌握正确的喂养方法，顺势而为，孩子能吃多少是多少，千万不要强迫孩子多吃，使孩子经常生病！

你必须承认，人与人的体质是不一样的。孩子也是一样，有的孩子天生能吃，浑身肉嘟嘟、胖乎乎。有的孩子天生胃口就小，什么都不喜欢吃，对什么食物都不感兴趣，所以就干瘦如柴、面色萎黄。天生能吃、不挑食，说明孩子脾胃功能好，运化能力强。当然，运化能力再强，这类孩子也有吃多了造成食积的时候。那些身体非常瘦小的孩子，什么饭都不愿随意吃，或者吃得很少，更容易出现食积。吃这么少也会出现食积，为什么呢？吃得越少的孩子，体型瘦小，应属于先天性的脾胃虚弱。但是这类家长常常有一种恨铁不成钢的心理，每天都抱着"让孩子多吃一口是一口"的愿望，威逼利诱，尽可能让孩子多吃一点。殊不知，这样更害了孩子！《黄帝内经》讲到："饮食自倍，脾胃乃伤。"孩子脾胃本身就虚弱，吃得稍微多一点，就会消化不动，造成食积。打个比方，一辆汽车，载重量1吨，你非得让它载重2吨，它就跑不动了，就只能熄火了。整个食管、胃、肠道可以比喻为一个长长的隧道，前面的车一熄火，隧道就堵塞了，后面的车也就走不动了。所以孩子就会越来越不愿意吃饭。不仅不愿意吃饭，食积化热的症状也就出现了，腹胀、腹痛、口臭、大便秘结、干硬难下，热邪上蒸出现咽喉充血、扁桃体肿大、化脓，甚至出现高热、咳嗽。而且上述症状常常反复发作。所以这类孩子虽然面黄肌瘦，脾胃虚弱，但是还不能补益脾胃。为什么？补益脾胃之药常常能够助热生火，会加重体内的火热，孩子内热的症状反而会越来越重。中医上讲"虚不受补"。正确的处理方法还是消食导滞、清热解毒、通大便。大便一通，食积消除、邪热外泄、肠腑通畅、胃气和降，孩子自然就能够吃饭了。这也就是中医上常说的"以通为补、以通为用"。这与著名儿科专家江育仁先生提出的"脾健不在补，贵在运"的学术论点完全一致，可谓不谋而合。

孩子大便通畅了，能吃饭了，身体慢慢地就会好起来的。虽然吃得不是很多，只要不生病就行。很多家长盼"长"心切，误认为孩子吃得越多长得越快，就想方设法让孩子多吃，结果孩子没长高、长壮，反而长出一身病来。这其实相当于揠苗助长。所以，在孩子长身体这个问题上，家长一定要心态平和，勿急勿躁，遵循自然之道！

我曾经治疗过一个4岁患者，反复感冒发热、咳嗽，纳食不香，身体瘦小，面色萎黄，口中异味，呈酸腐味，咽部充血，扁桃体Ⅱ度肿大。手足心热，盗汗。大便干硬难下，每日一次。舌质红，苔剥脱。典型的脾胃虚弱，食积内火。

处方：

焦三仙各12克	厚朴12克	槟榔20克	生地20克
玄参30克	麦冬30克	金银花30克	连翘15克
生石膏80克	薏米40克	甘草10克	黄芩30克
麻黄6克	牛蒡子12克	大黄9克（包）	

生姜、大枣为引。水煎服，日一服。嘱咐家长，孩子先吃7服，大便每天2～3次最好。以后，要注意观察孩子，出现口臭、大便干硬、不愿意

吃饭等症状时，就吃上2～3服。一年半多过去了，孩子的爷爷来找我看胃病，谈起了孩子身体，爷爷感激不尽。说是自从找我看那次病以来，严格按照我的要求，不劝孩子多吃。而且，每当孩子出现上述症状，家长就拿我开的那张方子，抓上三服，孩子服完就没事了。就这样，他已经一年多没有感冒、咳嗽、发热了，孩子也长高了不少，但还是偏瘦。这个孩子的爸爸就很瘦，有一定的遗传因素，只要孩子不生病就好！

第十七章　谈谈小儿厌食

小儿厌食是临床常见的症状。很多家长来门诊主要是为了解决小儿厌食的问题。小儿厌食是不是病？要我说，也是病，也不是病。但看你怎么认识这个症状。

孔夫子讲："饮食男女，人之大欲存焉。"孔子总结得很好，人在世界上，有两大欲望，饮食也就是吃，男女也就是男女之事。孩子天真烂漫，不思男女之事，所以唯一的欲望就是吃。不仅是人，其他的哺乳动物也有同样的天性，出生后就会吃奶，就会寻找食物！如果出生下来就不会吃饭、就不想吃饭，那肯定有毛病，或者有重大的器官发育不全等。如果孩子发育完好，吃饭正常，又突然不能吃饭或者不愿吃饭，或者饭后不适等等，就是小儿厌食。

小儿厌食常常是一种自我保护反应。小儿虽不能表达痛苦，但胃胀、腹胀难受，何以再能进食？成人有一种本能的反应，吃饱了就不再吃了。当然，有的成人见到酷嗜之物，也会忘记饥饱、大快朵颐，也会撑出病来，撑得腹痛、腹泻，急性心肌梗死、急性胰腺炎等等，但大多数成人一顿吃多了，下一顿就会少吃点，或者实施饥饿疗法、禁食一顿，或者吃得素淡一些，让脾胃得到休息，使脾胃功能得到恢复。孩子一般做不到。一是孩子缺乏这种自我保护的机能与自制能力，吃得多了，见到好吃的、喜欢的，还能继续吃，后果就是这种孩子越长越胖，成了小胖墩，而且食积化火，导致火热内存，出现反复感冒发热、咳嗽，或者出现腺样体肥大等。还有一种孩子长得非常瘦，胃口小，吃饭少，面色萎黄不化，但是口唇红、手心热、口臭、大便干。这种孩子的家长因为孩子瘦，内心着急，很想让孩子多吃饭，以便能增加体重。但欲速则不达，这种孩子你越逼他吃饭，他越厌食。为什么？并不是人人都能长成胖子，每个个体都有自己的特点。有的孩子天生能吃，脾胃功能好，消化吸收好，所以就长得胖些；有的孩子天生脾胃功能就差，吃饭就少，长得也瘦。如果家长总是与同龄的胃口好的孩子比较，总感觉自己的孩子吃得少，就生硬地逼迫孩子多吃，那肯定要吃出病来。

前些日子，临沂的一对年轻的父母，初为人父母（孩子五六个月），不知怎样育儿，总是认为一定要让孩子吃饱、吃好。孩子一哭闹，就认为孩子饥饿，就给孩子喂奶，结果孩子厌食，数日不吃饭，又出现发热。一家人急得六神无主。孩子曾经在当地医院治疗，医生说是小儿肺炎，治疗了一些日子，孩子依然不吃饭。家长急忙驱车赶到济南找我治疗。我一看孩子，精神很好，舌苔很厚，口中弥漫出一股消化不良的酸腐臭味，腹胀如鼓，手足心热，扪之烫手，大便四五日不下。问清了情况，我告诉家长，是你们把孩子喂坏了。乳贵有时，食贵有节，给孩子喂奶一定要定时、定量，宁可少喂欠点，不能多喂撑着。喂多了，孩子消化不良，形成食积，食积化热，大便不通，发热咳嗽，变症百出。四五日不拉大便，怎么还能吃进去饭？肯定是吃进去就吐出来。于是我就嘱咐年轻的父母，一定要按时喂奶，定量喂奶，不要孩子一哭就喂，另外，开一中药方，清泻泄热，消食化积，通腑回热。药剂量稍大，每剂煎400毫升，每天喝200毫升，一服药喝两天。半剂药下去，孩子大便就下来，每日泻3～4次。热退了，孩子也能吃饭了！

还有一个孩子，3岁，非常瘦，可以用骨瘦如柴来形容，头发萎黄而稀疏，面色苍白，长期厌食，反复感冒，久治不愈，令家长非常着急。初看该患儿，我也有点拿不准，虚乎？实乎？外表像虚，内里热存，还是先清热化食积吧！先吃服药试试。结果，疗效出奇的好，3服药后，孩子能吃饭了，腹不胀了，夜间盗汗明显好转。后来随访得知，孩子已经近两个月不感冒了！还有一个小男孩，4岁，情况基本同上。也是厌食，容易感冒、口臭、盗汗，大便干结，二三日一次。我采用同样的治法，收到了非常好的疗效。后来这样的患儿治疗得多了，回顾一下，我认为对于小儿厌食的治疗，不能采用健胃补脾法，而采用通法：清热、消积、通便法，效果更好。尤其是生石膏一药，重用不仅没有伤胃之弊，反而有开胃之功。张锡纯先生在《医学衷中参西录》一书中曾经这样论过生石膏，当时我还不相信。使用后取得好的疗效，才知道张老先生所言极是！

厌食是儿童的常见病，严格说来，并不能算是病，多是由于喂养不当、食积于内所致。因此，家长经常给孩子服用小儿消食片、大山楂丸、小儿七珍丹等药物，可以起到消食导滞作用。胃肠道通畅了，胃的受纳功能自然恢复，孩子就会有食欲、知饥饿了，就不再厌食。

为了预防厌食，更重要的是培养孩子良好的生活习惯，不吃零食，按时吃饭，孩子说吃饱了，不要硬塞。孩子偶尔吃多了，家长也可以采用按摩的方法，帮助孩子摩摩腹，捏捏脊，都有助于消食导滞。注意预防食积，就不会出现厌食症状。

第十八章　让孩子体验中药

　　许多家长都知道中药的副作用较小、绿色环保，中药治病能除根，想让孩子服用中药治疗，但又不知道怎样给孩子煎中药、怎样喂服中药。许多家长在博客中留言问这个问题。我择其要点，做简要介绍。

煎煮中药

　　（1）容器：煎药用的容器可采用砂锅、不锈钢锅、搪瓷锅，但禁止用铁锅、铝锅。

　　（2）加水的量：把药放入煎药的锅中，轻轻晃动，使药的上面平整，加水时，超过这个平面2厘米即可。

　　（3）浸泡1小时。因为药物比较干燥，如果不能浸泡透，中药的气味及有效成分很难煎煮出来。

　　（4）先用大火（又称"武火"）煮沸，开锅后，换成小火（又称"文火"）。一般需要用小火煮25分钟左右。

　　（5）起锅，滤出药液。滤出药液时须注意安全，避免烫伤或蒸汽熏伤。

　　（6）儿童用药一般煎煮一次即可。就像泡茶，泡的次数多了，味道就淡了，也就没有什么效果。

（7）蒸发浓缩。儿童药量：小于2岁：100~200ml/日；2~4岁：300ml/日；4~7岁：400ml/日；7~10岁，500ml/日。如果滤出的药液量太多，可以倒掉药渣，将药液倒回锅中，用小火蒸发浓缩。浓缩时根据孩子喝中药的能力酌情调整药液的量。孩子太小，服药太多，可能导致呕吐。

（8）注意先煎、后入。如果中药包中有单独包的几味中药，就说明分为先煎和后入的药物。无论先煎、后入，都必须单独浸泡。先煎的药物一般需要单独煎开锅后，文火煎30分钟，然后再与他药混合，一起煎，开锅后换成文火，继续煎25分钟左右，起锅。后入的药物也要单独浸泡，待其他药物煎到20分钟时，再加入后入的药物，再煎约5分钟，即可起锅。

（9）药房给的罗汉果都是整个的，煎药时必须掰开，掰成四五瓣。如果用大枣作为药引，也需要将大枣掰开。

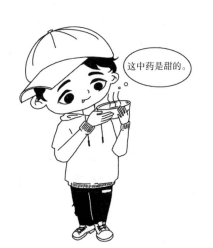

这中药是甜的。

喂服中药

（1）一般不要一次服尽，可分2次、3次或多次服用，可以避免孩子呕吐。

（2）为了预防呕吐，可在煮药时于药中放三五片生姜，或者在煮好的药液内滴入几滴生姜汁。

第十九章 小儿食积与肠套叠

——写在春节来临之际

　　一个朋友的女儿，2岁多，身高将近1米，体重15公斤。这在同龄人当中，无论身高、体重都很突出。朋友说，孩子的一大特点就是能吃，饭量特别好，她每天早饭能吃两三个山鸡蛋。我一听吓了一跳，这么能吃！心想这还不把孩子吃坏了，食积就会出现感冒发热、咳嗽。便问他："你的孩子经常感冒吗？"他回答说："很少感冒，一个冬天也就感冒了两次，也没怎么吃药，就好了。"孩子的妈妈说："孩子患过肠套叠，做过手术，肚脐附近留了一块疤，看样子以后没法跳舞了，也没法穿露脐装了。"我一看还真是，很明显的手术刀口留下的瘢痕。孩子的妈妈说："孩子出现呕吐、腹痛的现象好几次了，我一直担心再次发生肠套叠，还能再次手术吗？太可怕了。"孩子的妈妈也是医务工作者，一家三甲医院的护士，工作能力强，很快就升成护士长了，虽然也毕业于中医药大学，但对中医基本没有什么了解。我给她解释说："你孩子出现肠套叠，与其吃饭过多有关系。用中医的术语讲就是食积，食积后就会出现腹痛、恶心呕吐、腹胀，这些都是肠套叠的常见症状。孩子的脾胃系统也非常柔弱，功能还不尽完善，稍微吃多就会出现食积。轻的情况下，消化系统还能消化得动，只不过慢一些，这样食物积在胃肠就会化热，也就是食积化热，出现内火炽盛，就很容易出现感冒发热等症状。如果一次吃得太多，胃肠已经消化不动，整个肠道就会被堵塞，出现恶心、呕吐、腹胀、腹痛等症状，也就是肠套叠了。具体到这个孩子而言，特别能吃，个子长得快，体重也较同龄人重，表面看是好事，代价呢？就是肠套叠。在古代没有外科，肠套叠有可能丧命，现在呢，保住了命，却留下了疤痕，损失了美。"我告诉孩子的妈妈："一定要控制孩子的饮食量，只有这样，才能避免食积，避免再次发生肠套叠。如果不能改正，还会再次发生肠套叠的！"

还有一个朋友，前些日子告诉我他的孩子发生了肠套叠，腹痛、腹胀，去医院做了手术治疗。他问我怎么调理？我仔细询问了他孩子的特点，得知他的孩子特别能吃零食，什么爆米花、小饼干啊，花生米、瓜子啊，水果什么的，你只要不阻止，他就能一直慢慢地吃。吃的后果就是比较胖，代价呢？就是做了肠套叠手术。

这让我想起了我在老家麦收时的情形。那时机械化程度不是很高，没有现在的联合收割机，联合收割机到麦田里过上一遍，就能把麦子收到粮袋子里。那时，还是全家人趁着天刚蒙蒙亮，就手拿镰刀，弓着腰去割麦子。然后捆成很多捆，用车拉到打麦场，再用脱粒机把麦粒脱下来。一个村里只有几台脱粒机，为了抢收，脱粒机就会昼夜不停地工作，张家用完了，李家立即接着用。有一次，轮到我家了，我来当司机，由我负责把麦穗、秸秆一起放到脱粒机中。我急着想把活干完，就大量地塞，结果把脱粒机"噎死"了，脱粒机拒绝工作，不转动。父亲说："要稳着，要适量，连续不断，就不会'噎死'机器。"现在想，那叫"欲速则不达"。很多人养孩子就犯了这个毛病。吃得多，不一定长得快，说不定还生病，还会撑死人！

所谓的肠套叠就是一段肠道内陷到相邻的一段肠道中，形成了不完全肠梗阻及其坏死。主要症状有：腹痛（腹胀）、呕吐、血便（果酱样大便）、腹部包块，有时还伴有发热、精神萎靡不振等。治疗首选手法复位，手法复位不成，则必须手术治疗。

我认为也可以使用大承气汤治疗，应该效果不错。但目前急腹症的治疗已经没有中医的用武之地了。

小儿肠套叠多数都是因为孩子吃得过多、难以消化。因此，预防食积，就能很好地预防肠套叠的发生！

春节就要到了，很多人家年货都备得很丰富。年货再丰富，也要慢慢吃，细水长流。家里有孩子的，尤其要管住孩子的嘴。孩子吃多了，要生病的。

第二十章　谈谈"饥饿疗法"

在当今社会物质极为丰富的条件下，尤其是食物品种极其繁多的现实下，饥饿疗法显得非常重要！因此有必要结合病例再重点阐述一下。

饥饿疗法治哮喘

小女孩，8岁，来我的门诊看咳嗽，同时伴胸闷、憋气、呼吸不利。肺部听诊时发现左侧肺部有哮鸣音。孩子的哮喘复发了。看病历，去年10月份她曾找我看过，也是哮喘、咳嗽。据家长说，去年孩子吃了一个星期的中药，哮喘就好了，按照我交代的注意事项，少吃肉，控制饭量，基本未再发作，中间有些小感冒，用点中成药就抗过去了。这次孩子病发已经2周了，症状越来越厉害，所以才来找我看。病起于何因？患儿舌苔厚，晨起有口臭，腹部叩诊呈鼓音。我知道她又是吃多了撑的，便问家长："孩子是否又吃多了？"家长说："最近带着她参加朋友的婚礼，在婚宴上没能管住她的嘴，吃得既杂又多，第二天孩子就发热、咳嗽，输了7天的液，仍然有低热，体温37.5℃~38.3℃，但咳嗽加重，憋喘，才来找你看的！"我根据情况给孩子开了三服中药，告诉她不用再输液了，吃完三服中药，再来调一下方，并嘱咐家长，孩子严禁肉食，每天只需喝稀饭、吃青菜即可。如果可能，晚餐可以暂停。再诊时，体温正常，咳嗽轻微，无喘，肺部已无哮鸣音，大便每日二三次，便后患儿反感觉舒适。每天坚持喝稀饭、吃青菜，已经恢复得很好了。调方再用三剂，痊愈。

这个小孩的食欲特别好，长得也比较壮实，但每次生病大都是见了好吃的管不住自己的嘴所致。孩子的妈妈说，孩子又闹着吃自助餐去，因为自助餐太丰盛了，家长也不约束孩子了。我告诉家长，如果要想孩子健康，就不要吃自助餐了！不然吃多一次就犯一次病！你这个孩子，需要的是经常采用饥饿疗法，这样才能保健康！

饥饿疗法治腹泻

1岁半的小男孩，口唇红，眼眵多，大便干，轻微咳嗽。腹部叩诊呈鼓音。肯定是食积化热。我告诉孩子的妈妈，孩子吃得太多，消化不了，积滞在胃肠化热生火，一定要少喂。孩子的爸爸说："我们也不知道怎么喂孩子，就买了一本书，严格按书上写的去做，这么大的孩子，每天需摄取多少克蛋白质，多少克脂肪，多少克糖……因此，每天给孩子吃两个虾，几个鹌鹑蛋，几块鱼……"呜呼！孟子说："尽信书莫若无书！"多么严重的教条主义！读死书，死读书，真不如无书！孩子每天各种营养物质的摄入量不可能只与体重、年龄挂钩，每个人的消化能力、吸收能力都是有差异的，所以，书上推荐的摄取量也不可能适合你的孩子，一定要注重个体差异，不然会害了孩子！我给他家长讲了一番道理，他的家长才反省过来：去年秋天，孩子呕吐、腹泻、发热，去儿童医院被诊断为轮状病毒感染，认为是由轮状病毒引起的腹泻，抗生素、抗病毒药物，止泻药，输液1个月，一点效果也没有，还是未能控制腹泻。实在没有办法了，找了一个推拿医生，给孩子推拿治疗了一个月，还是不能止泻。腹泻2个月，差点没有拉死！家长感觉孩子腹泻导致营养丢失多，想给孩子补补营养，所以每天逼着孩子吃饭。做推拿的医生说让孩子回去饿上几天，看能否止泻。孩子回家后采用饥饿疗法，每天只喝稀饭、吃青菜，其余什么都不吃，孩子的姥姥、奶奶心痛得都掉眼泪。经过四五天的坚持，孩子腹泻竟然好了！这是典型的食积腹泻。

饥饿疗法治发热

一位朋友的孩子，9个多月。突然发热，服用退热药物，热势就下降，但隔几个小时就复发热。家人急得团团转，打电话给我，问如何是好，有没有退热的好方法。

当时正值暑季，天气特别热，感冒发热的孩子也特别多。许多孩子是因为吹空调引起，也就是所谓的"空调病"，但空调是诱因，关键还是体内有邪。体无内邪，外邪亦不敢侵犯！空调实际就是寒邪，空调的风是那么凛冽、那么寒凉，很容易外束于肌表，导致发热。我问道："孩子最近吹空调没有？"朋友答曰："没有。"我就纳闷了，没有外感寒邪，可能就是食积内火发热。我问："孩子大便每日一次吗？"朋友答曰："2日一次，大便干。"我便告诉他："清肺化痰颗粒，每次2包，每日三次；小儿消食片每次3片，每日三次；王氏保赤丸，每次10粒，每日三次。"孩子用药一天，发热仍然，药后发汗，热即退，旋即复热。孩子精神还好。我告诉他明天下午到我的门诊来看一下。

翌日下午，孩子的妈妈、爸爸、姥姥、姥爷，一行五人来到门诊，这孩子真是家里人的掌上明珠。我仔细看了孩子，他精神挺好，我详细检查了他的手、足、臀部，未发现手足口病的表现。孩子的妈妈说："喂药很困难，喂药后孩子吐了几次，连饭都吐出来了。"我告诉她："不要担心吐，把饭吐出来其实也是消除食积的一个有效方法。"孩子三天没有大便，腹部叩诊，呈鼓音，典型的消化不良。手心特热。孩子妈妈说："孩子来之前拉了一次大便，特别臭。"我说："如果他多拉几次，发热就退了。大便特别臭是内热的征象。"孩子的姥姥说："这孩子最近几天吃饭不好，你开点药除了能让他退热，能不能让他多吃点饭？"我又仔细询问了孩子的姥姥，原来孩子每天早饭能吃一个鸡蛋、2个鹌鹑蛋，还能喝一碗粥，其他时候也不少吃。孩子姥姥一句话很有意思："我看着他吃得少了，我就心痛！"可怜天下"姥姥心"！我问她："他发热、患病，你不心痛？"姥姥答曰："更心痛。"我告诉她："那以后就少喂孙儿一点，才能使他健康，才能更好地成长啊！"这时，女儿吓得哭哭啼啼，埋怨妈妈说："不让你喂这么多，你就偏喂这么多，医生都这样说了，以后你得听了！"姥姥说："好好，我听，以后少喂点！"我说："要想让孩子快点退热，这几天可以采用'饥饿疗法'，每顿饭喝上一小碗小米稀饭的上清液，再吃点青菜就行，其他的就不要再吃了，可以多喝点水！然后，再用点小儿七珍丹，让他每天泻上两三次。一定要记住：现在的孩子，很少有饿着的，大多是撑着的。"

第二天，朋友就打来电话说严格按照我说的做了，孩子体温已经恢复了正常，没再反复，孩子泻了三次。我告诉他："很好！最近几天，严格禁止孩子食肉、鸡蛋等，饮食清淡一些！不然还会引起发热，这就是中医上讲的'食复'。"

孩子发热时，适当地给予饥饿疗法有利于退热！但要补充必需的盐分（咸菜）、水分（温开水）、维生素（蔬菜、水果）！

近日我读《红楼梦》，第五十三回里这样写道："……这贾宅中的风俗秘法：无论上下，只要略有些伤风咳嗽，总以净饿为主，次以服药调养。故于前日一病时，净饿了两三日，又谨慎服药调治。如今劳碌了些，又加倍培养了几日，便渐渐地好了。"像贾府这样的官宦大家，享受着俸禄，钟鸣鼎食，不仅主人，就连佣人也都是衣食无忧，甚至天天膏粱厚味，食积化火可能时常发生。伤风感冒、咳嗽时，净饿几天也就能好了！古人也知道的法子！

上述几个例子，有我亲自经历的，有患儿家长诉说的，但材料都是事实。这些事实更加佐证了饥饿疗法的显著作用。这样更加印证了一句健康育儿谚语："要想小儿安，需得三分饥与寒。"

爱孩子，就让他体验一下饥饿的感觉吧！

第二十一章　小儿睡眠中的异常表现及其对策

许多家长关心孩子身体健康，经常观察孩子睡眠中的一些表现，并将这些症状咨询于我。现在我把这些问题总结如下，也算是对广大家长的答复。

眠中出汗

中医的传统认识将此称为"盗汗"，其机理为阴虚内热，建议服用知柏地黄丸或六味地黄丸。还有的中医认为属于气虚肌表不固，用玉屏风散治疗，还有的中医认为属于阴虚内热与肌表不固相互为患，建议用当归六黄汤治疗。其实，我治疗的小患儿中，许多都是感冒、咳嗽、发热，伴有眠中大量汗出。患儿有的头部出汗如洗，有的全身出汗。我在治疗用药时也没有把出汗作为主要矛盾，主要是解决发热、咳嗽，用大剂量的清肺热、宣降肺气的药物，基本不用止汗的药物，相反还用了一些发汗的药物，诸如麻黄、荆防之类，服用一周后，患儿不仅感冒治愈了，而且盗汗也治好了。这种病例见得多了，反而促使我思考古人有关盗汗的论述。其实这种盗汗应属与火热迫津外出，既不属于阴虚，也不属于表虚。因此清除内热即可止盗汗。

眠中蹬被

许多家长带孩子看病时常说孩子睡觉时经常蹬被子。有的家长说，孩子的被子本来就比我们的薄，还是不停地蹬被，有时一晚上要替孩子盖数次被子。这种现象对许多家长来说已经见怪不怪了。从中医的角度来看，蹬被即是怕热，阳热亢盛的人才怕热，所以这样的孩子多数属于内火较大的孩子。如果孩子是阶段性地出现这些症状，那么就表明孩子在这个阶段内火又旺盛了，如果不及时清除，就要感冒了。所以，眠中蹬被表示着内热旺盛，也是感冒的前兆，同时眠中蹬被又容易受凉，受凉又是感冒的重要诱因。

眠中打鼾，张口呼吸

有的家长问："孩子为什么睡眠中打呼噜（即打鼾）、张口呼吸？"这类孩子常有鼻塞不通的症状，许多被当作鼻炎治疗，效果不好。根据我的观察，这类患者多数是由于腺样体肥大所致。有几例患者都是这种症状，我感觉像是腺样体肥大，经影像学检查，都得到了确诊。腺样体隐藏在鼻腔后部，是鼻咽顶部的淋巴组织，腺样体出生后即存在，并随年龄而增生，6岁左右最大，以后逐渐退化，一般10岁以后开始萎缩。反复上呼吸道感染，反复刺激腺样体，就会导致腺样体肥大。腺样体肥大后堵塞鼻咽部的气道，导致鼻塞不通，张口呼吸，眠中打鼾，有时还可导致耳鸣、听力下降。治疗腺样体肥大，重点还是要抓住肺热这个主要矛盾，肺热清除了，就不再熏蒸腺样体，肥大的腺样体就会慢慢

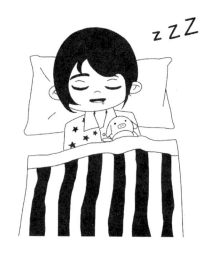

缩小，症状就会慢慢消失。但是如果病程较长的患者，还需要配合活血化瘀、软坚散结的药物，促进腺样体的缩小。经过治疗，患者的症状能够完全缓解，可以免除手术之痛及手术的副作用。

趴着睡觉

有的孩子喜欢趴着睡。趴着睡的孩子多伴有食积，可以及时服用小儿消食片。

卧不安，来回翻

前些日子，一家长带孩子来复诊，说孩子服药一周，咳嗽、咽痛完全消失，晚上睡眠也很安静了。服药之前，睡眠时翻来覆去，有时从床头滚到床尾，很不安宁的样子。服药后这些症状也不见了。观其方，仍是清热解毒、消食导滞、宣降肺气为法。一般说来，"胃不和，则卧不安"，消食化积和胃可以治疗卧不安宁，《黄帝内经》中用半夏秫米汤治疗。从上述病例可以想到，清除内热、消食化积也可以治疗"卧不安"。

第二十二章　是肉三分"毒"
——浅谈吃肉与健康

　　人是杂食动物，什么都吃，荤的、素的，天上飞的，地上跑的，水里游的。北方人还好一些，到了南方，尤其是到了广东，真是没有人不吃的东西。据说2003年SARS（非典）的流行与食用果子狸还有很大的关系。

适当食肉，有利健康

　　我最近读了王学泰先生的《中国饮食文化史》，了解了人类本来是素食动物，主要食用植物的根、茎、叶、果，随着根、茎、叶、果不足以果腹，才逐渐猎杀动物，开始吃肉。在火未被发明前，生肉无法做成熟肉，肉食很难吃，而素食很好吃。人类发明了钻木取火方法后，肉食经过火的烤制，味道鲜美，所以人们又喜欢吃肉了。历史逐步发展，肉类出现短缺，吃肉成了统治阶级有身份的象征，成为享受的标志。《曹刿论战》中就有"肉食者谋之，又何间焉"的记载，《孟子》一书中又说道："鸡豚狗彘之畜，无失其时，七十者可以食肉矣。"

　　我的少年时代在农村度过，一年中只有过春节时才能有点肉吃。所以那个时代的小孩特别盼望着过年，那个时代也很少有肥胖症患者，心脑血管病的发病率也低。改革开放后，随着经济的发展，生活水平的提高，吃肉已经不是问题了。也许是中国人刚从那个贫穷的时代过来，对肉食的偏爱达到了极点，有的人简直以肉食为主食，说到底肉类还是副食。《黄帝内经·素问》上不是早就讲"五谷为养，五果为助，五畜为益，五菜为充"吗？

食肉多，血管易堵塞

一位亲戚从新疆回老家探亲，专门绕道济南，非要找我把脉调养身体。亲戚六十多岁，身体蛮好的，就是有高血压病多年，家族中患脑血管病、死于脑血管病的人较多，所以才想吃点中药调理一下，预防脑血管病的发生。我知道新疆人特别能吃牛羊肉，就告诉他一定要少吃肉，这是预防脑血管病的关键。他告诉我，他的三叔生前每天一碗红烧肉，十多年如一日，结果患脑动脉硬化、脑梗死而死，享年不及七十岁。自从他三叔死于脑血管病后，对他震动很大，后来就有意识地很少吃肉了。我又结合他的气色、脉象、性格特点，认为他是属于心肝火旺型的高血压，制定了清心肝之火兼以活血化瘀的治法，组了一个方子，让他吃一段时间。后来他打电话告诉我他服药后非常舒服，血压、血脂都下降了。

食肉多，滋生淋巴瘤

几年前，我在门诊上接待了一个泗水县的12岁小朋友，患了淋巴瘤，一直在肿瘤医院化疗，已经是面如满月、头顶毛发稀疏了，看起来甚是可怜！孩子春节前，反复发热，每次高热达41℃，手足心、身体灼热烫人，在当地治疗无效，去北京检查，被诊断为淋巴瘤。然后就进行化疗到现在。好在化疗并不影响他吃饭，体质还算好。现在他仍然手足心热、咽痛、大便干结，通常两三天一次。我看他仍然是内火较旺。由此询问孩子发热时的情况，饮食习惯如何？喜食肉食吗？孩子的爸爸介绍说："他嗜肉如命，以肉为饭。去年冬天时，有一次买了14斤肉，这孩子三天就吃完了。"我听了大吃一惊！这么大的孩子，三天吃14斤肉，不食积上火才怪呢！上了火就发热，还经常流鼻血，淋巴结就肿大，就被诊断为淋巴瘤了！病机已经很清楚。我制定了清热解毒、活血化瘀、软坚散结的治法，组了一个方子。告诉患儿，要想治愈淋巴瘤，一定要少食肉，多吃蔬菜、水果，保持大便通畅，这样你体内的火邪就能慢慢地驱除，就能治愈淋巴瘤了！

　　所谓的淋巴瘤，主要表现为淋巴结的肿大，再经过病理切片，如果符合诊断标准，就判为淋巴瘤了。淋巴瘤所表现出的淋巴结肿大，在中医古籍中称为"瘰疬""马刀夹瘿"，老百姓俗称"火疙瘩"，意思就是人上火时起的疙瘩。不可否认，淋巴瘤中的一部分是恶性病，预后不良，但还是有一部分的预后是很好的。我自己认为上述儿童通过中医的清热解毒、活血化瘀治疗，再加上注意饮食，预后应该是良好的。两年后，孩子又来我门诊，身体状况不错，未再发热，已正常上学了。

食肉多，口腔频发溃疡

　　还有一个章丘的患儿，10岁，反复感冒发热，高热时体温都能达40℃，平均每个月要输20天液，扎得手背上全是针眼痕迹。据孩子的奶奶说，孩子特别能吃肉，一天三顿饭，必须要有肉，没肉吃不进饭去。孩子长得较壮实，面色红润，唇红如妆，经常口臭，大便两三天一次，频发、多发口腔溃疡，手心灼热烫手，扁桃体Ⅱ度肿大，下颌下淋巴结肿大。典型的内火熏蒸，必须大剂量清热解毒、通腑泄热，然后佐以宣肺，重用生石膏、知母、黄芩、黄连等药物。我告诉患儿一定要改变嗜肉的生活习惯。后来患儿三个月都没有发热，一切正常。再后来，他基本每隔两个多月才有发热症状，来抓几服药泻泻火，一直未再输液，未再频繁发热！

　　毛泽东在劳累的时候都会要碗红烧肉补补脑子，恩格斯在《自然辩证法》中也说到肉类食物对脑髓的影响，脑髓得到了比过去更多的营养物质，因此人类的脑髓能够一代一代更迅速更完善地发展起来。很多人为了让孩子更聪明，劝孩子多吃肉，但任何事情都有一个度，吃多了就物极必反、化利为害了。现在儿科的许多病都责之一个"火"字，而食肉过多是产生内火的一个重要原因！

　　这个经验在一些民间谚语已经体现出来，只不过没有引起更多的人的重视，譬如："肉生火，鱼生痰，萝卜、青菜保平安。"

第二十三章 致"命"的大输液
——儿童感冒发热、咳嗽尽量不采用输液治疗

昨日闲聊，听朋友说济南的一家大医院因输液反应一周内死了2个感冒患儿，据说家属大闹医院，都出动了防暴警察，才使局面得到暂时平息。闹有什么用？人死不能复生。两个可爱的生命就这样瞬间即逝了。其实你看新闻报道，这样的病例比比皆是，全国各地都有。看着电视画面那些家属悲伤痛苦、肝肠寸断的样子，铁心人也忍不住要潜然泪下！这都怪谁呢？要责怪的人太多了。

家长对大输液的错误认识

很多家长认为大输液（即静脉输液）治病起效快，主动要求输液治疗。有的医生还巴不得你输液呢，这样利润大。当然，有的医生负责任，会根据病情建议不要输液，服药治疗即可，可有的家长不理解，认为医生忽悠他，还要揍医生。很多家长的这种观念，促使医生使用大输液。

利益驱使

近日的报纸上刊登了这样一个新闻：中国抗生素人均年消费量在138克左右——这一数字是美国的10倍。治疗感冒的大输液多数都是由三素（抗

生素、维生素、激素）加瓶液体构成，俗称"三素一汤"。有人说治个感冒要花数千元，不输液怎么也花不了这么多！

轻视中医，盲信西医

很多人要么不了解中医，要么误解中医，认为中医只是治慢性病，治疗急性发热效果不如西医好。不只是一般百姓，很多学中医的人士也这样认为。其实一部《伤寒论》就是以治热病（发热性疾病）起家的。有的家长说孩子喝不进中药，那也有办法：劝。良药苦口利于病，不喝药怎么治病？服用中药最安全，至少不会因为感冒服用中药而丢命。然后多次少量服用，再不然就采用中药灌肠。中药灌肠退热效果也很好，这也是国家推荐的适宜基层推广的实用技术。不要嫌麻烦，因为该技术有效而且安全。我在书中详细介绍了小儿灌肠的操作方法及其用药（见第77页）。

两周前，老家的堂弟打电话说6岁的侄女发热将近三个星期了，头痛、恶心、咽痛、咽痒、咳嗽，大便干，两三日一行。一直在诊所输液治疗，体温下降一两天，再发热，最低37℃，最高38.6℃。去县医院做脑电图提示可能是病毒性脑炎，医生建议孩子做脊髓穿刺，堂弟拒绝。又去了济宁医学院附院做CT，也提示可能是病毒性脑炎，而且心肌酶也高。久治罔效，堂弟才打电话问我怎么办。我回老家见过这孩子，吃饭特别好，属于很能吃的那种。便问孩子精神怎么样？堂弟告诉我孩子精神状态还好。我建议他，既然输了这么多天液了，效果不好，那就吃几服中药吧。我发给你个方子，迅速抓药，立即煎煮服用。他问我："那些检查结果还用发去吗？"我告诉他不用了。他又问："还用输液吗？"我说："输这么多天都解决不了，那就别浪费钱了！"半个小时后他又来电话告之：乡镇的药房下班了抓不起药来，去他的内弟那里抓药，缺好几味。（其内弟继承爷爷的衣钵，一直从事中医诊疗，也继承了爷爷的诊所。他的爷爷是当地有名的妇科医生，尤其擅长治疗产后病。爷爷已仙逝多年，把自己的药铺遗留给了孙子。）药铺连麦冬、羚羊粉、玉竹都没有，问我能否用其他药替代。其他的都好替，就是麦冬一味，重用60克，因为天气过于干燥、燥邪太盛，不可替代。所以孩子当晚没能吃上药。堂弟次日才去县城把药配齐。药用一服，第二天孩子温度就降到36.8℃，后来体温又有反复，我在电话里指导堂弟调了四次方，孩子前后服用8服药，各种症状消失，已经上学去了。

由此观之，中国乡村的中医状况更是衰败、颓废，基本快绝迹了，真快成了"世界文化遗产"了。一个中医，无论你是什么科的专家，如果连个最基本的感冒都解决不了，丢的只能是中医界的人，损的是整个中医界的声誉！

中医治疗感冒的衰弱，导致了大输液治疗感冒的盛行，也就会出现更多的因输液反应死亡的病例。患者因小小的感冒丢掉性命，岂不悲乎！经过几千年检验、简便有效的中医逐渐衰弱更是民族的悲哀，也是人类的悲哀！

答博友问

　　很多博友在看了我的博客后纷纷留言，咨询问题，我都是尽我所能，尽力解答。博友的问题有时很能启发我的思路，在回答问题时也提高了我自己。博友的问题丰富多彩，回答这些问题就像研究生的论文答辩会。我挑选一些共性的问题与一些有特色的问题，汇集起来，供读者参考。

　　Q㊟：苑博士，你讲得很好，很实在，我们全家都在按时看你的电视讲座。过去到医院看病时，孩子不怎么咳，医生就让其拍X光片，半个月拍了两次，才2个月大的孩子，不会有影响吧？我们全家都挺担心的。孩子现在1岁1个月了，吃饭、喝奶都不好，很瘦，去妇幼保健院检查，医生每次都说孩子营养不良，怎么办呢？孩子就是不好好喝奶，也不好好吃饭。医生让他每天喝800~900毫升牛奶，可他喝得最多的时候才喝300~400毫升。这会不会和拍X光片有关？

　　A：孩子一咳嗽就拍X光片不合适，因为X射线对孩子的副作用较大。为了避免这种副作用，18岁以下的青少年应慎用X光检查。你说的饮食不好，中医称之为"厌食"，与拍X光片没有必然的联系，所以不要误认为厌

㊟：Q代表Quession（问题），A代表Answer（回答）

食是由于拍X光片引起的。长期胃口不好，身体消瘦，孩子消化功能不好，当属脾胃虚弱。这也是小儿的体质特点："脾常不足，肝常有余"，可以吃点中药调理一下。治疗小儿脾虚厌食的方子当首推"异功散"，方名就代表了这个方子治疗脾胃虚弱具有特异的功效，由人参、白术、云苓、陈皮、甘草组成，可以适当地加点焦三仙、槟榔等，味道也不苦，很适合儿童服用。

医生建议每日喝800～900毫升牛奶是不是有点多？每个孩子的体质也有差异，胃口有大有小，不能千篇一律去要求。孩子喝这么多可能会引起脾胃的不适，中医上讲"饮食自倍，脾胃乃伤"，也就是说吃多了、喝多了反而会损伤脾胃，欲速则不达。因此，千万不能因为孩子瘦小而强迫孩子多吃，这样会引起食积，诱发疾病！食积还会引起厌食的加重，影响了孩子的健康成长。

Q：苑博士，你好。我看了你在电视上的讲座，非常好！我的宝宝1岁3个月了，从八九个月时开始，大便变得非常干。他每次大便都哭，有时肛门都破了，还流血！给他吃药也不管用，曾经吃过四磨汤、王氏保赤丸，都没有明显效果！有什么好办法吗？

A：孩子大便非常干，说明内火太重，耗伤阴液，大肠津亏，无水舟停。因此，必须采用"增水行舟"法治疗。麦冬40克、玄参40克、生地40克、罗汉果1个，水煎煮，代茶饮。这个小方就是增液汤加罗汉果组成，治疗大便干结难下、非常有效。四磨汤由理气的药物组成，治疗这种大便异常干结的便秘，不太适合。王氏保赤丸虽然对症，可能因病重药轻，所以未显效。大便不干硬了，排便就容易，也就不会撑破肛门，不会流血了。

Q：孩子8岁了，经常在睡觉前和睡醒时咳嗽、大便干、咬下嘴唇，有时还流鼻血、发烧。请问苑博士怎样使用麻杏石甘汤？

A：根据你说的症状，孩子当属于肺热。使用麻杏石甘汤是对症的，因为大便干，麻杏石甘汤的剂量可以使用安全剂量。还可以加用增液汤清热润肠通便：麦冬30克、生地30克、玄参30克、罗汉果1个，再加30克白茅根，可用来止鼻血。水煎煮，每剂煎取400毫升药液，分多次温服。这样大便通畅了，内热清除了，咳嗽、鼻血、发热就会消失。

Q：博士，你好。我孩子1岁4个月，平时每天喝400毫升左右的水，还吃大量水果。一旦她喝水少了，小便就有点黄，不吃水果，大便就干结难下。不知道孩子大量喝水对身体好不好，大便干了可以喝麻杏石甘汤吗？量是多少啊？还有什么其他药可以用吗？另外，孩子有时不好好吃饭怎么办？

A：孩子属于火热体质。喝水少了小便发黄，吃水果少了大便就干，说明其热邪较重，耗伤了阴液。每天喝400毫升水不算多。孩子喝多少水合适并没有严格的数量限制，跟着感觉走，渴了就喝水。当然水喝得太多也会发生水中毒。如果孩子小便颜色发黄，就说明水喝得不够。

大便干，最好服用增液汤清热润肠：麦冬40克、生地40克、玄参40克、罗汉果1个、水煎400毫升代茶饮。也可以服用小儿七珍丹、王氏保赤丸等药。

孩子平时吃饭好，偶尔不好好吃饭，也可能由于上一顿吃多了。不好好吃就让孩子的胃休息一下，千万不要强迫孩子吃，以免造成严重的食积。只要平时控制零食，孩子饿了总是要吃饭的。

Q：孩子数日不大便，发热，体温39.4℃，两侧扁桃体已化脓。采用您的麻黄9克、杏仁9克、生石膏90克、生甘草9克这个方子，高热能退一点，只是时间短，也就持续两个小时，体温又上升。看到孩子高热不退，我心里难过，盼您能给个方法。

A：高热、扁桃体化脓、大便不通，说明孩子内热严重蕴结于体内。像这样的患者，非常多见，发热也非常顽固，许多人偏信输液退热快，其实不然。有的患者输液一周也不退热。我的经验还是中药退热快。这位患儿用了麻杏石甘汤，退热后旋即升起，主要是因为大便不通。在前方的基础上加金银花20克、连翘10克、麦冬40克、玄参40克、生地40克，水煎服，日一服，或者再熬一服备用。如果药后大便通畅，或者轻微腹泻，2服即能退热。另外，可以冲服羚羊角粉，每日1~2克。

注意观察病情，如不能解决，应去医院看医生。

Q：我的孩子8岁了，经常感冒发热，每次都是扁桃体化脓，不输液就好不了，有什么好的办法治疗吗？扁桃体需要手术切除吗？原来我也带他到省立医院看过，医生只是说年龄大点就会好转。可他的体质直到现在也没有多大改善。孩子现在都害怕打针了，血管细，扎针非常不容易。请问苑博士，中医能治愈孩子的扁桃体发炎吗？

A：根据你诉说的病史，可知孩子内火很严重。扁桃体化脓是因为肺热向上熏蒸所致。清肺热就可以治扁桃体肥大、发炎。许多人扁桃体发炎、化脓，伴随着发热，缠绵难愈，便认为"都是扁桃体惹的祸"，将扁桃体一割了之。这只是治标之计，病之本在于肺热，肺热仍在，所以患者仍会发热。因此没有必要做手术摘除扁桃体。清除肺热，防止内热蓄积就能治愈扁桃体炎。

Q：苑博士，您好。请问6个月的婴儿微量元素测试锌含量是41.7微克/100毫升，用不用补锌啊？

A：我自己的观点：只要孩子吃饭正常，饮食结构合理，仅从饮食中就可以摄取必需的营养。各种必需的微量元素也能摄取，也没有必要去测孩子的微量元素。花钱不说，还要扎针抽血，自找痛苦。如果真是缺微量元素，那也是胃肠功能不好，吸收不良。再补多少微量元素，也不会吸收的。纯属于个人观点，仅供参考。

Q：苑博士，您好。看了您在山东电视台的讲座，我今天专门找到您的博客继续学习。我的女儿4周岁3个月了，近期咳嗽，主要是晚上咳，刚躺下时不咳，但到夜里起夜时必定要咳，而且咳的时间较长，咳得眼睛周围变得紫暗；白天咳得不厉害，偶然咳几声，鼻子里有黄鼻涕（夜里鼻塞）。请问可以用麻杏石甘汤吗？四岁的孩子用量可以减少吗？

A：咳嗽剧烈，多为肺热。鼻子流黄色鼻涕也佐证了肺热的诊断，用麻杏石甘汤，思路对，治法也对，关键是用量，需要根据患者的情况而定。孩子的中药用量主要与病情的严重程度有关，与体重、年龄也有关系，但关系不大。

　　Q：苑博士，你好。我的小孩扁桃体经常发炎，平时能喝蜂蜜吗？听说扁桃体发炎，不能吃甜的东西，尤其是糖，不知是不是真的？

　　A：孩子扁桃体经常发炎，属于肺热无疑。蜂蜜有润肠通便的作用，可以喝，要适量。其他的甜食也可以吃，关键是要适量。甜食吃多了能够助湿生热，因此尽量少吃甜东西，禁止多吃。

　　Q：孩子从2岁多开始就经常发热，一检查就是扁桃体发炎，有时化脓，经常输液治疗。这种状态持续半年多了，有时隔三周发热，有时隔两周发热，上周他又发热了。我听了苑博士的讲解，知道是肺热引起的，这次孩子没打针、输液，吃了4服中药，麻杏石甘汤之类的，现在好了，谢谢苑博士。

　　A：别客气，希望孩子身体健康。不要感谢我，要感谢中医，感谢医圣张仲景。麻杏石甘汤是张仲景创制的，近2000年的历史，至今我们还受惠于此方。真是泽被后世、造福苍生啊！

　　Q：苑老师，您好。我家小孩2岁10个月，体重16公斤，上幼儿园后就经常患支气管炎，先咳嗽几天，然后发热，是不是孩子一有咳嗽症状就应该先给他喝点小儿肺热口服液？觉得他上火了也可以喝吗？发热时用麻杏石甘汤，麻黄、杏仁、石膏、甘草各40克，孩子喝这个量大不大？多少合适？发热一退就不用喝了，还是需要连续喝几天？

　　A：支气管肺炎、气管炎，或者肺炎，都是以咳嗽、发热为主要症状，其根本原因在于内火。最初的症状咳嗽发作时，孩子可以先喝点清热解毒口服液、小儿肺热口服液。上火了，也可以服用上述药物。

　　治疗发热，麻杏石甘汤效果挺好，可不知道是谁给你开的方子，各味药各40克，千万不要这样用！麻黄6克、杏仁6克、生石膏24克、甘草6克，比较稳妥，是一个安全剂量。但是有效剂量还是要根据患者的体质、病情来定，这样才能收到较好的效果。有时候，安全剂量不一定是有效剂量。

Q：苑老师，孩子自从服用你给开的那几服中药，有大半年没生病了，我觉得他的症状越来越像你说的肺热，不是哮喘。有时候孩子稍微有点咳嗽，我给孩子喝点小儿肺热口服液就没事了，谢谢！

A：不客气，一个医生应该做的。

哮喘是病名，是标；肺热是实质，是本。哮喘也是肺热所致。

好多患者对我说："吃了你开的几服药，就能好长时间不感冒，你不担心病人越来越少？"我笑着对他说："疗效这么好，你会对朋友说吗？"答曰："当然。"那找我治疗的患者就会越来越多。

我把自己多年潜心研究的成果、预防治疗感冒的方法公之于众，就是想让更多的人学习、掌握它，并很好地利用它，让更多的孩子远离感冒的侵袭，岂不是更好？幼吾幼以及人之幼，老吾老以及人之老。医乃仁术，仁者，爱人也。但愿天下人无病，宁可柜上药生尘！

Q：苑博士，您好。我觉得我真是个无助的妈妈。孩子现在4岁半了，从去年开始，老是反复感冒，以前是每个月一次，这我觉得还可以接受。她从去年开始基本是每两周感冒1次，有时候每周1次，看着孩子吃药我就心痛，总觉得那些是毒药。每次去医院，医生总是说孩子嗓子有些红，需要吃消炎药，就这样经常吃消炎药。她经常吃一种叫达力芬（头孢克肟）的消炎药，每次都要吃三四盒。有时候我想着不让她吃消炎药，吃一些止咳化痰的药物，看能否抗过去，可最后的结果她总是要输液。我经常会给她买一些提高免疫能力的药物，比如说合生元、汉臣氏等，可是一点也不管用。现在给她买安利的维生素C，已经吃了一盒，虽然她不像以前老是需要输液才能抗过去，但还是爱感冒。这个孩子吃饭还可以，也不是特别多，水果、蔬菜都吃，还经常给她炖汤喝，就是容易积食，是不是孩子脾胃虚弱？为什么她这么弱？苑博士，希望您能帮帮我，看有没有什么办法能改变一下这种现状，哪怕她一个月感冒一次我也就心满意足了。昨天有个大夫建议孩子注射胸腺肽，我也不知道该不该给她注射，希望您能帮帮我这个无助的妈妈！

A：我非常理解你的心情。根据你说的这些症状，如果看不到孩子本人，我还真不容易判断孩子的体质及其对策。大体有两种情况：你孩子的体质可能属于内热蓄积型，或者属于气虚肌表不固型，这两种情况都可出现反复感冒。一般来讲，孩子的反复感冒多由于食积内火所致，气虚肌表不固的类型很少见到。

平时应注意观察孩子的体征与症状，主要是感冒的七大征兆，参考博文《怎样预防小儿感冒》。有了感冒的征兆，就要及时处理。这样就可以预防感冒。

胸腺肽（又名"胸腺素"）是胸腺组织分泌的具有生理活性的一组多肽，西医认为其能够提高免疫力，提高抗病能力。我认为胸腺肽的意义不大，不建议用。个人意见，仅供参考。

如何提高孩子的免疫力，可以参考我写的相关文章。

Q：你好，苑博士。你说的麻杏石甘汤这个方子，适合多大的宝宝服用？每味药的剂量都一样吗？每天具体怎么服用？

A：麻杏石甘汤源于汉代张仲景的《伤寒杂病论》，有近2000年的历史，可谓是千古名方。由麻黄、杏仁、生石膏、甘草四味药组成。主要用于治疗内有积火、外感风寒的发热、咳嗽、哮喘等病症。后世的银翘散、表里双解散、防风通圣散可以说都是延续麻杏石甘汤的组方思路，表里双解。

这个方子无论年龄大小，只要属于外寒内热，也就是只要对症，哪个年龄的患者都可以使用。

该方每味药的用量需要根据患者的年龄、体质、病情的严重程度而定。中药的用量与西药的用量的计算方法是不一样的，有自己的鲜明特色。用量与体重、体表面积关系不是很大，主要与病情的严重程度、体质有关。譬如石膏的用量，主要与内火的严重程度有关。孩子内火主要表现在舌质红赤的颜色深浅、舌苔的薄厚、颜色等，所以中医看病最好看本人，要把病与人的体质状态结合起来，不能只见病、不见人。

西医看病，有的时候患者家属带着病历资料、影像学资料、各种生化检查、病理检查，即使患者本人不来，也都能给出治疗方案。中医不行，这些检查资料可以不看，但必须要看到患者本人，处方用药才能有的放矢。

Q：苑博士，你好。我给孩子喝了这个方子：玄参40克、生地40克、麦冬40克、罗汉果1个，加冰糖2小块，煎水500毫升，代茶饮，两天后孩子开始腹泻，每天大便4次，是正常反应吗？另外，孩子患有鼻窦炎，可以给出个方子吗？

A：增液汤的主要功用就是滋阴、清热、通便，药后出现腹泻属于正常反应。腹泻可以清除体内的热邪，没关系。每天4次，稍微多了一些，每天2次更好。当然还要考虑患儿的感受，如果每天4次大便，患儿没有任何痛苦，泻后反感舒适，那也没问题。如果泻后出现疲劳乏力，祛邪过度就要伤及正气，服药就要减量，甚至停药。中医上讲"中病即止"。有时，我给患儿开大黄时，都要单包，让家长根据患儿的大便情况，自己调整大黄的用量，甚至弃大黄不用，以免伤正。

至于索要治鼻窦炎的方子，还真不好满足你的要求，见谅！

Q：博士，您好。一上午我都在看您的博文，收获很多。想请教一个小问题：因为最近宝宝老咳嗽，而且一般是受凉引起，急性发作期过后，总有很长时间的调整，而且即使用药治好了，此后数日内仍会有夜间和早晨咳嗽几声的问题，您的文章主要谈的是肺热咳嗽，我不知道有没有风寒致咳的问题，受凉咳嗽也是肺热吗？我不懂，所以不知道您的食疗方适合用吗？急盼回复！

A：风寒咳嗽也有，但比较少见，尤其是儿童。单纯的风寒咳嗽治疗起来较为简单，常用的方子就是三拗汤，即麻黄、杏仁、甘草三味药组成。虽然是受凉引起的咳嗽，如果缠绵难愈，伴有咽红、咽痛、咽痒，也属于肺热咳嗽。这种情况下，不清肺热，仅用祛风散寒的药物，效果不好！

　　一遇凉风就咳嗽，有的医生认为这是过敏性咳嗽。我也见过不少这样的患者。过敏的根源在于何处？其实还在于自身处于过于敏感状态，肺热是这种过敏的基础。

　　Q：博士，您好。非常庆幸能看到您的博客！宝宝的咳嗽在遵从您的思路治疗下，基本好了。因为这几天我不在家，没有及时看到回复，好后悔！现在的情况是：就是因没有找到小儿清肺化痰止咳冲剂，我买了小儿肺热咳喘口服液（因为里面有麻黄、杏仁、生石膏、甘草四味药），现在孩子咳嗽基本好了，除了偶尔咳一两声，也没有感觉他有太多的痰，就是他还会频繁清嗓子。大便干结难下，我就给他服用王氏保赤丸，让他多吃水果，前天他大便2次、昨天大便1次，可是今天又没有大便！而且刚才我去观察他睡觉，一摸他满头汗！您说我现在该怎么办？小验方和黄芪粥并用可以吗？小儿肺热咳喘口服液还需要用吗？

　　A：根据孩子的大便情况、睡眠中出汗等状况，孩子体内有热邪是显而易见的。夜间睡眠中出汗，中医称为"盗汗"。许多医生一看"盗汗"，就判为"阴虚"，是典型的教条主义、本本主义。古人说"盗汗多阴虚"，并没有说盗汗就一定是阴虚。内火大也可以导致盗汗，这是我的经验总结。很多小孩服用清热泻火的药物，盗汗反而治愈了。治疗这种盗汗可以用下面的小验方：生石膏、知母、桑叶、玄参、麦冬、生地、罗汉果，姜枣为引，水煎服，日一服。这个方子不仅止汗，还可以通便。

　　小儿咳喘口服液也可以用。黄芪粥可以暂时不用。

　　Q：苑博士，你好。我是在无意中从其他人那儿知道了你的博客。于是拜读了有关宝宝感冒的所有文章，还把相关的文章打印下来仔细研读。原因是我的宝宝自从3月初感冒以来，反反复复已经有六七次感冒了，都是在快好的时候再次感冒。上周我遵照博文里的通便小验方给她服用了5天，并且给她服了含麻黄、杏仁、生石膏、甘草成分的清热止咳糖浆，效果真是蛮好的。宝宝当天服了两次小验方就感觉咳嗽和流涕明显好转了。我发现宝宝服用清热止咳糖浆之后有兴奋的现象，用了两天就未再服用。因为她平时大便大约4天1次，于是继续服通便小验方，服药期间大便还是保持3天1次，不过等服药5天之后，大便开始转为两天至两天半1次。我感觉她的大便不那么坚硬了。因宝宝的舌苔一直有剥苔现象，服药5天后，感觉剥苔也稍微好转。后来因为宝宝不肯配合服药就停用了。我想一天也就只有三四声咳嗽，差不多好了就随她去了。但是我刚刚认为她的病差不多快好了，她的咳嗽又莫名其妙开始增多，咳时有痰，打喷嚏，不流鼻涕。这次却找不到咳嗽的原因，最近孩子也没有受凉啊！是吃了两块带鱼的缘故还是晚上睡得太热？唉！我不知道该怎样养护宝宝了，真是痛苦死了！请求博士看到我的留言回复我！

A：你学得很好。只是没有坚持服用小验方，半途而废。还是按照上方继续服用，肯定能收到理想的效果。

孩子大便数日一次，这不仅说明内火太重，而且说明内火没有外泄的出路。舌苔剥脱说明内火太重伤及了阴液。咳嗽好转而没有痊愈是因为内火减弱而没有完全消除，逐渐又余烬复燃，导致再次复发，并不是受凉的原因。

宝宝服用清热止咳糖浆之后有兴奋现象，也不一定是该药所致，可以继续服用。

晚上睡觉盖得太多，也会加重体内的热邪。

Q：苑博士，您好。我的小孩8个月了，吃奶粉很容易上火。早晨有黄色眼屎，大便较干硬。老人家说吃乌龟可以清热解毒，是这样吗？

A：乌龟性阴，具有补阴之功，所以有滋阴的作用，中药龟板就有滋阴、清虚热的作用。如果用其清热解毒，力量稍显弱，补虚作用明显。有人吃乌龟肉、喝乌龟汤还出现上火症状。

你的孩子目前的表现为黄色眼屎多、大便干硬，应该属于内热，可以服用王氏保赤丸或者小儿七珍丹治疗。孩子不适合喝乌龟汤、吃乌龟肉。

Q：我最近两周给孩子吃王氏保赤丸和清肺化痰颗粒，另外还熬罗汉果和梨水，他咳嗽几天就好了。只是他还有脸红、流涕，有时候鼻涕里含有血丝，面部有湿疹。看了您给别的朋友的回复，我判断孩子应该还是体内有热。他的大便情况倒是还过得去，一直都是前面一点点硬，后面就好了。这段时间他吃了王氏保赤丸，我没有感到他的其他症状有变化，还要不要继续给孩子清热，怎么清呢？

A：不用服药了，注意饮食即可。饮食要清淡、适量。可以每天给孩子煮些梨水喝。一定要注意保持大便的通畅。孩子的湿疹大多还是有内火引起的。有的医生说是湿热，有的医生说是血热，总之都是热邪所致。

王氏保赤丸如果效果不明显，可以换用小儿七珍丹。

Q：小儿湿疹怎么办呢？大夫开的湿疹膏，用上就好了。如果停药，不出三天就会复发。还有个现象，前段时间因为他感冒，输了液也吃了一些药，湿疹消失了。停药后过了几天又复发了，不知孩子内热和湿疹有没有什么联系？

A：有联系。体内热邪反映在皮肤上就是湿疹，中医讲："有诸内必形之于外"。在湿疹处涂抹一些药膏，可以有一定的效果，但很容易复发。扬汤止沸，不如釜底抽薪。你服用的药物可能是清热解毒类的，解毒一旦清除或者热势减弱，湿疹消失。停药后，余烬复燃，湿疹复作。

Q：我的女儿今年4月份开始咳嗽，诊断为支气管炎，化验检测显示支原体感染，服用一个月的阿奇霉素及中药，一直吃到5月5日才停药。6月2日她又开始咳嗽，化验又是支原体感染，继续服用阿奇霉素、罗红霉素及中成药，吃了近14天。7月3日再次出现咳嗽，吃两天中成药不见好转，7月5日化验依然是衣原体感染，服用红霉素及银黄清肺胶囊（成分含麻黄、石膏、杏仁及甘草），目前孩子咳嗽明显好转。我不懂这衣原体感染为何总是反复发作？看过您的博客我受益匪浅。感觉孩子平时内火重，舌苔好的时候很少（一般是病后），平时不是发白就是发黄，以后需要经常服用一些清热泻火的中药。只是这次孩子的咳嗽已见好转，我想把红霉素停掉，只服用清肺化痰的药物不知可不可以？另外孩子经常清内热是否会转成寒凉体质？

A：西医认为咳嗽的原因是由于支原体感染造成，常常静滴或口服阿奇霉素治疗，有时有效果，有时也很难取效。站在中医的角度看问题，无论什么病原体，通过咳嗽声音及其伴随症状，就可判定咳嗽是由肺热引起的还是由其他原因引起的。据我观察，支原体咳嗽反复发作与孩子的内火体质有很大关系。

孩子属于火热体质，出现火热症状时，方可清热，热退即可停止。怎么确定热邪退了呢？孩子大便通畅，质地不干不硬。舌质正常，不鲜红。咳嗽停止，咽部充血不明显即可判定。

盲目使用寒凉药，当然会有副作用。但是内火体质一般不会因为服用寒凉药物转成寒凉体质。人的体质一般具有相对的稳定性。就像你的孩子，每次发作咳嗽都是支原体感染，说明其体质一直属于肺热内盛，也就是火热性体质。

Q：苑大夫，您好。是我姐给我介绍了你，并让我看你的博客。我在上海，我看到你描述的症状说得真的很符合我家孩子的状况。我的儿子今年13个月，在天不热的状况下，晚上汗很多，小胳膊上都能湿漉漉的，而且他最下面肋骨有点外翻，前囟门还有一指多没有闭合，身高81厘米。这些是缺钙的表现还是单纯的盗汗呢？另外，他现在不好好吃饭，一天根本吃不了像样的一碗饭，而且睡觉的时候确实喜欢趴着睡，他现在的年龄可以吃消食片吗？

A：根据你说的情况，孩子体质偏弱。不仅脾胃虚弱，而且内火较重。

内火过重，蒸津外出，就可出现盗汗。孩子最下面的肋骨外翻是缺钙的表现之一。可以服用龙牡壮骨冲剂试试。龙牡壮骨冲剂既能补钙，又可以收敛止汗。天凉快了，孩子经常晒晒太阳有利于补钙，是最好的促进钙吸收的方法之一。

孩子脾胃虚弱，吃饭就不好，总是厌食、食少纳呆，即使勉强吃进去，也容易造成食积。可以服用小儿消食片，服用小儿消食片时，应注意安全，可以将小儿消食片研碎，用温水冲服，这样可避免药片误入气管。

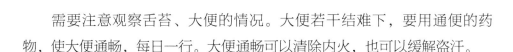

需要注意观察舌苔、大便的情况。大便若干结难下，要用通便的药物，使大便通畅，每日一行。大便通畅可以清除内火，也可以缓解盗汗。

Q：博士，您好。我的儿子今年4岁，从7月份开始反复发热，8月份就发热5次。9月1日他开始住院，医生诊断是扁桃体化脓。9月6日儿子出院。医生让他继续吃消炎药和止咳去痰的口服液。出院时儿子也不怎么咳嗽，可出院后天天都咳嗽，时好时坏。昨天是17号，我把儿子的药全停了。反正吃药也咳嗽，不吃药也咳嗽。孩子已经连续吃了大半个月的药，一点效也没有。我也用了小偏方，给孩子喝萝卜汁，每天一个梨。没用，一点用也没有。上个星期六儿子突然出现鼻塞，到现在也不通畅。

还有，这个孩子每天睡后半小时开始出汗，全身都湿透了。之后流汗就自动停止了。天天睡觉不安稳，在床上爬来爬去的，喜欢蹬被子，家人要跟在他后面盖被子。他睡不好，大人也睡不好。

我想问一下：①治疗咳嗽是去医院输液还是继续吃药？②他穿得挺多的，为什么还感冒鼻塞？要吃什么药？③他天天晚上流汗是缺钙吗？是不是需要补什么？

A：你介绍的情况：反复咳嗽；扁桃体化脓；盗汗；睡眠不安，在床上爬来爬去；蹬被子，由此可知孩子属于严重的内火体质。我自己的观点，仅供参考：①不用输液。服用清热解毒口服液、清肺化痰口服液，剂量可以加倍。②穿得多不仅不预防感冒，反而可以导致内火蓄积或者内热加重，更容易引起感冒。孩子穿衣与大人保持一致即可，"要想小儿安，须得三分饥与寒"。③晚上流汗不是缺钙，都是内火惹的祸！④你没有提到孩子大便的情况，不知孩子大便正常与否。保持大便通畅是清除内热的必由之路。

Q：博士，小儿的肺热是怎么形成的？与什么有关？与饮食和衣着有关吗？衣服穿得多会不会有影响？平时应该怎么注意？我女儿每到秋末和初春时肺热的症状比较明显，怎么办？

A：肺热的形成与体质（先天性的）、饮食、衣着等因素有关。

与遗传有关。有的孩子内火体质属于先天性的，一出生就属于内火体质。与母亲体质联系尤为紧密，"母寒则子寒，母热则子热"。母亲体质属于火热之性，孩子体质也多属于热性。

与饮食有关。孩子吃母乳时，与母亲的饮食有关系。如果母亲经常吃辛辣、烧烤、油炸食品，会导致母乳热性较重，从而诱发孩子的内火。孩子停吃母乳，自己吃饭后，与自己的饮食有关。如果孩子偏食肉类，少吃蔬菜、水果，就很容易上火。另外，孩子经常吃得过饱，也会出现食积化火。

与衣被过厚有关。衣被过厚，会导致体内热量散发不出来，导致内火。

与大便是否畅通有关。如果大便不通，也会导致火邪不能排到体外，形成内火。

因此要想避免内火的产生必须注意饮食（孩子的饮食、乳母的饮食）、衣被厚薄适当、大便的通畅。

Q：苑博士，您好。孩子有鼻炎，经常晚上鼻塞，最近到医院做CT检查，被诊断为腺样体肥大，医生建议手术治疗。我发现到耳鼻喉科看病的小孩很多都是腺样体肥大，如果中医能治腺样体肥大，那将能解决很多小孩的痛苦！我想听听您的意见，不知中医对腺样体肥大有什么好的治疗方法？

A：腺样体肥大是儿童常见病，许多家长不知道这种病，常将本病误认为是鼻炎，按鼻炎治疗，症状不能改善。当孩子出现鼻塞、睡眠中张口呼吸、打鼾症状时，要警惕是否是腺样体肥大。西医一般建议手术治疗。许多家长不愿让孩子做手术，孩子在我这里吃中药治疗，症状很快就能改善，治疗效果还是很满意的。只要症状改善了，气道畅通了，孩子没有痛苦了，也就不影响孩子的健康与正常发育。虽说腺样体肥大随着年龄的增长自己也会逐渐萎缩，但由于腺样体肥大阻塞气道，影响呼吸，导致大脑缺氧，从而影响智力发育，所以不要等待孩子自愈，需要及时治疗。另外，手术治疗后复发的病例非常多，因此，我不建议手术治疗。

Q：苑博士，很关注您的节目，感觉您的观点非常实用。有个问题想请教一下：我家儿子1岁7个月了，从去年冬天到目前为止共发生过3次尿频，第一次是去年天气刚冷的时候，原本50分钟尿一次突然变成10分钟一次，当地医生说是神经性尿频，大概经过两三个月孩子症状逐渐好转了。第二次是一个月前，他两三分钟小便一次，每次尿量很少，小鸡鸡有点红，我就去化验了一下尿，化验结果显示细菌超标，吃了头孢类抗生素。家里老人说是有火，就让孩子多喝水，加上吃消炎药，孩子症状逐渐好转了。这两天孩子又开始尿频，这次据我观察好像是有内火，因为大便有些干燥，我目前给他喝七星茶颗粒。苑博士，我的问题是：宝宝这种情况和他的肾有什么关系吗？尿频和"上火"有关系吗？我该如何进行调理或检查呢？

A：不用担心肾的问题，仅仅是个尿路感染。根据你说的情况，主要是尿频，西医认为属于尿路感染。中医认为是"上火"，也就是内火大，再专业点，就是心火下移于小肠，用导赤散加减，喝点中药泻泻火即可。生地10克、车前子10克、竹叶10克、生甘草6克。水煎服，日一服，可以加点冰糖以调味。

导赤散中本来有木通，因现代研究认为木通有肾毒性，故现在用车前子代之。以前用甘草梢，现在药房里很少有售甘草梢的，只能以甘草代之。导赤散治疗小儿尿频，效果很好。我给很多患者用过，屡用屡效。

Q：苑博士，小孩尿频喝了您开的导赤散效果非常好！全家都很感谢您！您是我们家的贵人！我宝宝平时容易上火，请问平时除了饮食上注意外是否可以定期给孩子服用降火的药呢？服用哪种好？另外原来看您的节目中提到的麻杏石甘汤，分别是麻黄6克、杏仁9克、生石膏24克、甘草6克，不知道这个量适合一岁半的宝宝吗？最后一个问题是：

我婆婆是您的忠实观众，她患有再生障碍性贫血，在天津血液病医院诊治，现在靠吃激素类药维持，明知有害却不敢停药。她想专门前来求诊，请您给看看可以吗？

A：节目中我给出的麻杏石甘汤的用量是一个比较稳妥的剂量，也是一个安全的剂量，一岁半的宝宝可以服用，但是这个剂量不一定是有效剂量。如果高热状态，这个剂量有点小。至于用多大的剂量有效，那必须根据患者的病情、结合患者的体质特点进行调整。中药的用量最难把握，因为中药用量不像西药那样，用一个系数乘于体表面积或者体重就能搞定，它要根据病人的病情（急症、慢性病；病势重还是轻等等）再结合患者的体质而定，所以比较复杂。这也是学中医困难的原因之一。

再生障碍性贫血属于疑难病，中医治疗该病非常有特色，也有较好的疗效，可以前来面诊。

Q：苑博士，您好。周六在您那儿给孩子诊断的疑似手足口病十分准确，回家后我们又发现孩子口腔也有少许疱疹，与网上介绍的手足口病的症状表现一致。他服用的您给开的中药以后，症状大大缓解，退热后再没出现过发热，而且疱疹也正逐渐消退，尤其口腔内疱疹明显消除，嗓子也不疼了，在此衷心表示感谢！还有一个问题要请教，就是蒲地蓝消炎口服液说明中写的剂量是1次1支，每天3次，小孩也是这个剂量吗？

A：如用完中药汤剂，可服用蒲地兰消炎口服液，每次1支，每天2次即可。继续服用，很快就会好的。不用担心！

中医治疗手足口病效果很好，要早诊断、早治疗，尽早去除体内的火热之邪。这样就不会转化为急危重症，更不会危及孩子的生命。

另外，需要注意饮食清淡、适量，多喝水，保持大便通畅。

Q：您好，苑博士。我的宝宝很容易感冒，感冒之后就是咳嗽。今年愈演愈烈，特容易发高热，光住院就已经两次了。看了您的文章才知道原来是肺热引起的。我给她吃了一些清肺热的水果，注意饮食，感觉她的病况较前稍好了一些。她曾经患过急性中耳炎，感冒引起的，输了两天液。前天她又说耳朵疼痛，但外耳道没有流水也没异味，请问怎么治疗呢？医院开了克林霉素，我在网上查副作用很多，但又怕不输液耽误了疾病的治疗。恳请您在百忙之中回复！

A：感冒并发中耳炎的情况很常见。主要是因为小孩咽鼓管短、宽、平，位置低，当孩子患呼吸道感染时，咽部的致病菌非常容易通过咽鼓管进入到中耳，引起中耳炎。此外，婴儿吐奶、呛咳及拧鼻涕用力太猛时，也容易导致细菌从咽鼓管进入到中耳，从而引起中耳炎。因此，中耳炎是感冒最常见的并发症。

中耳炎主要有以下症状：一是疼痛。患耳附近头部剧痛，耳痛。二是发热。中耳炎往往伴随着突然发热，体温可升至37.8℃，甚至40℃。三是脓。如果耳道中流出黄色、白色或者混杂有血迹的液体。如果具备上述症状，那么你的宝宝肯定是患上了中耳炎。

中耳炎需要及时治疗，不然会影响听力！从中医的角度来看，仍然属于热毒内攻，只不过热邪攻入了耳窍罢了。加大清热解毒药的用量，去除体内的热毒之邪，中耳炎就会随之而愈。

Q：博士，您好。我的孩子16个月了。孩子从出生就开始喝奶粉，6个月龄以后孩子经常发热，几乎平均每月1次。每次发热到医院检查，医生都说是上呼吸道感染。孩子的血象也很高，有一次达到2万多了。孩子这么小已经住院五六次了。作为家长，真的不忍心看着孩子在医院受那份苦。我把孩子的日常生活给您说一下：孩子平时吃得也比别的孩子多，每顿饭平均半碗粥、一个鸡蛋、适量的蔬菜。平时孩子手心特别热，脸也比较红。一生病我们都以为孩子抵抗力太低，后来就给他吃了胎盘、蛋白粉，但是效果不是特别明显。这两天他又开始发热，一发热体温就在39℃左右。可怜天下父母心，请您给仔细地分析一下，我的孩子究竟为什么总是反复发热？应该怎么治疗和预防？

A：反复发热，手心热，面色红润，由此可知你的孩子是典型的内火体质。为什么出现内热？原因有两个：①先天禀赋，先天性的内火大。②可能是食积化热，因为你自己也感觉自己的孩子比一般孩子吃得多。吃得多是好事，但吃得过多就会造成食积，食积就会诱发疾病，就变成坏事了！

具体到治疗：消除食积、清除内火即可。消除了食积、清除了内火，孩子一般不会发高热。另外，不知平时孩子大便是否通畅，一定要保持大便的通畅，这样有利于食积与内火的消除。

服用胎盘，等于火上浇油，不仅不能增强免疫力，反而使孩子更容易感冒。可仔细阅读我的博文《怎样提高免疫力》。

Q：苑博士，您好。我的孩子一岁半，吃中药很困难，一位中医告诉我一个方法，用注射器和输液器在孩子睡觉的时候从直肠灌入药物。我试过几次，感觉还可以，可是昨天我操作时感觉很困难，插管子的时候感觉孩子很痛苦，不知道是否会伤到孩子的直肠。以前也就这个问题问过医生，医生说没事，不会伤害孩子的，可是孩子的反应怎么这么强烈呢?

A：有的孩子服用中药确实困难，可以采用中药灌肠法治疗。中药灌肠是一项很适合在基层推广的实用技术，用于很多疾病的治疗。中药灌肠治疗小儿高热效果就很好。

插管时，可以在管子的前头与管外壁涂一层肥皂水，起到润滑作用。一般不会伤及孩子直肠。具体操作见本书中相关章节。（见第77页）